ECG Made Easy

Fourth Edition

轻松解读心电图

（第4版）

编　著　〔印〕阿图·卢斯拉

主　译　郭继鸿　褚现明

译　者　段江波　晟　峰　刘　凯　高　英

天津出版传媒集团

天津科技翻译出版有限公司

著作权合同登记号：图字：02-2013-36

图书在版编目(CIP)数据

轻松解读心电图/(印)卢斯拉(Luthra, A.)编著; 郭继鸿等译. —天津:天津科技翻译出版有限公司, 2013.8(2020.11 重印)

书名原文: ECG Made Easy

ISBN 978-7-5433-3275-1

Ⅰ.①轻… Ⅱ.①卢…②郭… Ⅲ.①心电图-基本知识 Ⅳ.①R540.4

中国版本图书馆 CIP 数据核字(2013)第 158127号

授权单位：Jaypee Brothers Medical Publishers(P) Ltd.

出　　　版：天津科技翻译出版有限公司

出 版 人：刘 庆

地　　　址：天津市南开区白堤路 244 号

邮政编码：300192

电　　　话：(022)87894896

传　　　真：(022)87895650

网　　　址：www.tsttpc.com

印　　　刷：高教社(天津)印务有限公司

发　　　行：全国新华书店

版本记录：787×1092　32 开本　8 印张　158 千字

　　　　　2013 年 8 月第 1 版　2020 年 11 月第 3 次印刷

　　　　　定价：35.00 元

(如发现印装问题,可与出版社调换)

译者前言

《轻松解读心电图》(第4版) 中文版一书即将付梓交印,又临撰写前言之时了。

虽然本书仅是一本心电图入门普及的小册子,却让人深感到其价值非凡。一来全书是以精美的示意图为阐述的主线,又配简明扼要的文字,真可谓图文并茂;二来我国正进行着医疗体制的整改,社区医疗网络正在兴建与完善,不久将成为我国医疗服务的一线主力军。在为患者医疗服务中,心电图常使社区医生感到困惑、棘手,而即将面世《轻松解读心电图》中文版就像及时雨,在广大医生最需要的第一时间送到手中。所以这本心电图入门必读教材,不仅有着学术推广价值,还兼有重要的社会现实意义。

其实,本书的读者群远不止社区医生,在校医学生,刚参加工作的各科住院医生,ICU、急诊、老年科、儿科、急救中心的年轻医生、医疗辅助人员等,均能在本书的学习过程中获益匪浅。

正像原著者在前言中写道:现代心脏病学已有了很多高、精、尖的检查技术,但在这种情况下,心电图仍然居优不下,仍是心脏最基础的检查项目,仍是不可缺无的首选心脏检测技术。此外,其检查结果的临床价值大,还兼有省时、省费用的优势。应用百年而久盛不衰,真是医学史上的奇迹,也是广大患者的福音。

本书由我和褚现明博士翻译,而大部分工作实为褚博士完成。褚博士聪敏而好学,又十分勤奋,中英文兼优,是一位有作为、极有发展前途的后起之秀。

在本书翻译与校对过程中段江波、刘凯、戾峰、高英等医师也给予了大力支持,特此感谢。

在译者前言结束之时,我想借用美国哈佛大学图书馆的著名馆训与各位读者共勉:"如果现在睡觉,一定能做好梦,而继续读书时,则能把好梦变成现实。"

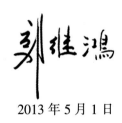

2013 年 5 月 1 日

前　言

　　现代"高科技"的心脏病学已拥有很多先进的心脏检查技术，但时至今日这些"高科技"仍不能替代十二导联心电图在心脏病诊断、治疗以及功能评价中的首选地位。这种简单、经济而又方便的诊断技术一直在吸引却也困扰着临床医师，有时也让医学生望而生畏。为此，一套解析心电图的丛书应运而生。

　　本书通过简洁而直观的阐述方式使临床医师和心脏病专业的医学生能够了解和熟悉心电图，从原理到应用逐一探讨。虽然本书重点讨论的是心电图应用与诊断，但引发心电图异常的原因及临床意义也做了相应阐述，这能帮助医学生轻松备考，而不需翻阅大量的参考书或教科书。

　　不少心律失常对人体并无大害，但也有不少心律失常存在潜在危害，甚至致命。临床面临的挑战在于熟知心律失常的病因、意义、鉴别诊断及各种治疗。因此，表面十分相似的心律及心律失常都被归纳到同一章节进行讲解。这种形式对医学生、住院医师、护士和临床技师有特别的帮助。

　　我非常享受本书的写作过程，并发现教学与学习一样快乐。尽早出版经过大幅度修改的第4版《轻松解读心电图》，也为其进一步完善留有余地。您的赞赏、评论，尤其是批评，注定会让我走得更远。

阿图·卢斯拉

致 谢

在此,我要诚挚地感谢:

- 让我熟练掌握英语的各位老师;

- 我在医学院读书期间教授我医学知识的老师;

- 我的心脏病患者,他们形形色色的心电图让我变得更具智慧;

- 我参考过的所有心电图著作的各位作者;

- 本书的各位读者,你们慷慨的赞誉、公正的评论,建设性的批评都会激励我前进;

- 最后,我要感谢 Jaypee Brothers 医学出版社对我始终如一的信任,以及给予我精神上极大的鼓励和专业精湛的出版支持。

目　　录

心电图各波形命名

心电图是心脏电活动的图形化展示方式,即通过一系列的波形变化来反映每一个心动周期的心电活动。

在学习每一个波形的产生和相应的术语之前,需要先了解心电图波的方向、强度以及心脏的激动方式。

方向

❖ 依据惯例,高于等电位线或基线为正向波,低于等电位线为负向波(**图1.1A**)。

　　波的方向取决于两个因素:电势的传播方向和探测电极的位置。

　　换句话说,电激动方向朝向探测电极产生正向波形,背离探测电极产生负向波形(**图1.1B**)。让我们看下面这个例子。

我们知道电激动的顺序是最先从室间隔的左侧到右侧,然后是左心室游离壁,从心内膜到心外膜。

如果将一个电极放置在右心室上面(V₁),首先会记录到一个初始的正向波,是室间隔初始激动引起的,

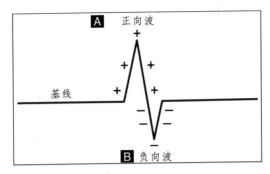

图 1.1A　心电图上波形的方向：(A)高于基线：正向波；(B)低于基线：负向波。

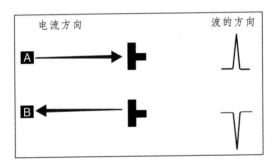

图 1.1B　电流方向对波形极性的影响：(A)面对电极—正向波；(B)背离电极—负向波。

然后是大的负向波，由心室游离壁激动背离探测电极产生的(图1.2)。

如果相反，电极被放置在左心室(V_6)，首先会记录到室间隔激动背离电极引起的初始负向波，然后是心室

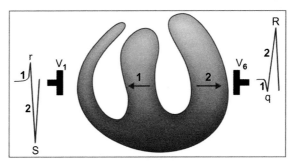

图 1.2　间隔(1)除极和左心室(2)除极顺序在不同导联
上的表现形式:V_1 导联(rS 型);V_6 导联(qR 型)。

游离壁激动朝向电极引起的大的正向波(图1.2)。

波幅

❖ 正向波的高度和负向波的深度是指其与基线的
垂直距离。以毫米为单位来表示电压的大小(图
1.3A)。

❖ 波幅的大小由两个因素决定:一是心脏产生的
电势大小;二是与体表探测电极的距离。例如:

　　由于心室肌比心房肌厚很多,所以心室
波比心房波大;

　　当心室壁增厚时(肥大),心室波要比正常
大;

　　如果胸壁较厚,由于脂肪和肌肉在心肌
和探测电极间的阻碍作用,使得心室波较正
常小(图1.3B)。

激动

❖ 心房激动是从一个心肌细胞到另一个相邻心肌
  细胞的纵向扩布。心室激动则是从心内膜到心
  外膜的横向扩布(**图1.4**)。

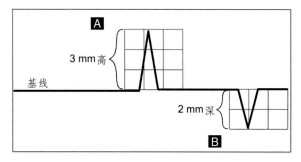

图 1.3A 心电图上波的振幅:(A)正向波:高度;(B)负
    向波:深度。

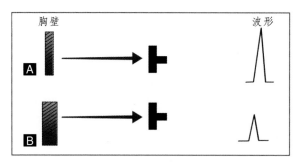

图 1.3B 胸壁厚度对波幅的影响:(A)薄胸壁—高波形;
    (B)厚胸壁—小波形。

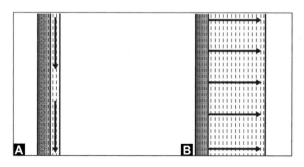

图1.4　心房肌和心室肌的激动方向:(A) 心房肌:纵
　　　向,从一个心肌细胞到另一个心肌细胞;(B)心
　　　室肌:横向,从心内膜到心外膜。

　　因此心房的激动可反映心房大小，而心室
激动可反映心室厚度。

电生理学

　　心电图是由一些波和波形构成的。在时间轴上相邻
波形之间的距离称为间期。相邻波形间的等电位线(基
线)称为段。

　　掌握了基本电生理的原理才能更好地理解波的产
生、间期和段的意义。

❖ 从解剖上来看,心脏是一个四腔器官。但是从电
生理上看,它实际上只有两个腔。"两腔"是指双
房腔和双室腔(图1.5)。

　　这是因为两心房是同时激动,两心室同步
激动。因此,心房激动会产生一个孤立的波,心

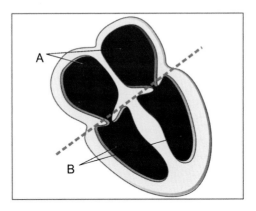

图1.5　双腔概念：(A)双房腔；(B)双室腔。

室激动会产生一个综合波。

❖ 心肌细胞在静息状态下，膜内电位为负。当被激动时，由于钙离子通过细胞膜内流而发生电位改变。

这引起肌动蛋白和肌球蛋白偶联产生心肌收缩。电冲动通过心肌的扩布称之为除极（图1.6）。

心肌收缩一旦完成，钾离子外流，细胞膜恢复静息状态，肌动蛋白和肌球蛋白失偶联，心室肌舒张。心肌回到静息电状态称为复极（图1.6）。

心房肌和心室肌都会发生除极和复极。心房除极后再发生复极，心房复极几乎与心室除极同步，最后发生心室复极。我们应该明白除极和复极是电活动，而心脏收缩和舒张是机械活

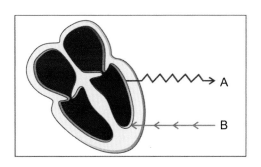

图 1.6　冲动传导：(A)除极；(B)复极。

动。除极先于收缩，舒张在复极之后。

❖ 引起心肌除极和收缩的电冲动起源于心脏的起
搏细胞。

正常的心脏起搏部位是右心房上部的窦房
结(图1.7)。

电活动经三条房内通路传导到右心房，经
Bachmann束传导到左心房。

心房激动后，电活动进入位于房间隔下部
房室交界区的房室结。激动在房室结的短暂延
迟使心房有时间将血液排入相应的心室。

在房室结延迟后，电活动沿着特殊传导系
统——希氏束传入心室。希氏束主要分为右束
支和左束支。右束支分布在右心室，左束支分布
在左心室(图1.7)。

从左束支起源的小室间隔支从左到右激动
室间隔。左束支进一步分为左前分支和左后分支。

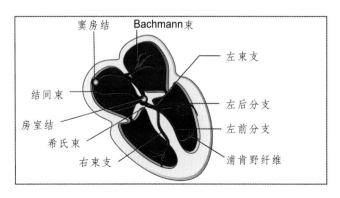

图 1.7 心脏传导系统。

　　左后分支是一条粗大的纤维，分布于左心室的后下内膜下。左前分支是一条细长的纤维，分布于左心室的前上内膜下 (图1.7)。

　　冲动沿着束支最后传导到分布在心肌的终末浦肯野纤维，从心内膜到心外膜激动整个心肌。

波形

　　心电图由一系列波形组成。心电图上的每个波形都由一个相应的阿拉伯字母来命名，相应地代表着一个心动周期的一系列波，被顺序命名为 P 波、Q 波、R 波、S 波、T 波和 U 波 (图1.8A)。

　　按照惯例，P 波、T 波和 U 波通常由大写字母表示，而 Q 波、R 波、S 波通常则根据其相对或绝对振幅由大写或小写字母表示。大的波形(>5mm)由大写字母 Q、R、

S 来表示,小的波形(<5mm)由小写字母 q、r、s 来表示。

　　由于 QRS 综合波代表了心室的除极,它通常被视作一个整体。正向波被称为 R 波。R 波以前的负向波称为 Q 波,R 波以后的负向波称为 S 波(图1.8B)。

　　一个小 q 波后面跟着一个大 R 波,记作 qR 波;一个大 Q 波后面跟着一个小 r 波,记作 Qr 波。同样的,一个小r 波后面跟着一个深 S 波,记作 rS 波;一个高 R 波后面跟着一个小 s 波,记作 Rs 波(图1.9)。

　　有两种特殊情况需要提一下。如果一个 QRS 波形全部是负向的,后面没有跟着正向波,称为 QS 波;如果QRS 波形有两个正向波,第二个正向波称为 R',根据负向波位置,称为 rSR'波或 RsR'波(图1.9)。

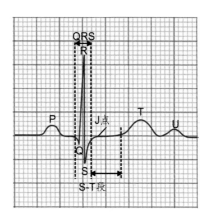

图 1.8A　正常心电图波形。

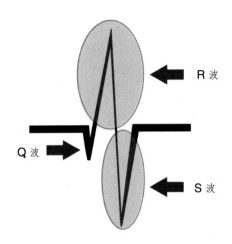

图 1.8B   QRS 波群是一个整体。Q 波：R 波前。S 波：R
波后。

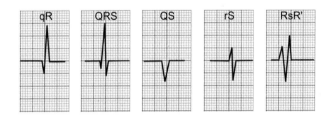

图 1.9   不同 QRS 波群特点。

心电图各波形的意义

P 波：代表心房除极。

QRS 波群：代表心室除极。它包括：

　　Q 波：R 波之前的第一个负向波；

　　R 波：Q 波之后的第一个正向波；

S波:R波之后的第一个负向波;

T波:代表心室复极;

U波:代表浦肯野纤维的复极(图1.10)。

在心室复极化的过程中,S-T段是平台期,T波是快速复极期。

有人会问心房复极的波形去哪了。心房复极的波形称为Ta波,它在P波之后产生。Ta波由于与更大的QRS波群重合,并埋藏于其中,因而在心电图上看不见。

间期

分析心电图时可以发现,特定波之间的距离代表一个心动周期中的连续电活动的顺序关系,在时间轴上定

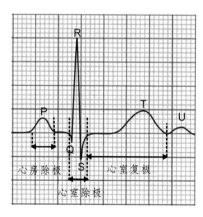

图 1.10　除极和复极表现为不同波形。(注:心房复极波形埋藏在 QRS 波群中)

义为心电图的间期。以下间期具有重要临床意义。

P-R 间期

P-R 间期是指从 P 波的起点到 QRS 波群起点的间期(图1.11)。实际上 P-R 间期的叫法有点模糊,P-Q 间期的叫法更恰当些,P 波的宽度也包含其中。

P 波代表心房除极,QRS 波群代表心室除极,因此,很容易明白 P-R 间期代表房室传导时间。

这其中包括心房除极的时间、房室结延迟的时间、冲动在心室传导系统内的传导时间。

Q-T 间期

Q-T 间期是指从 Q 波的起点到 T 波的终点 (图1.11)。从 Q 波的起点到 U 波的终点称为 Q-U 间期。

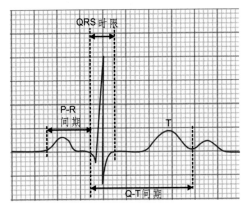

图 1.11 正常心电图间期。

QRS 波群的宽度、S-T 段的长度、T 波的宽度都包含其中。

QRS 波群代表心室除极,而 T 波代表心室复极。因此,很容易看出 Q-T 间期代表了整个心室收缩期。

由于 U 波代表了浦肯野纤维系统的复极,Q-U 间期也包含了心室浦肯野纤维复极的时间。

波段

心电图波的振幅和方向是通过与基线也就是等电位线的关系来表示。主等电位线是指连续心动周期间没有电活动的一段时间。

它是指前一个心动周期 T 波(或 U 波,如果能看见的话)的终点到下一个心动周期的 P 波的起点。然而,一个心动周期中波形间的形成的另外两个段具有重要临床意义。

P-R 段

P-R 段是指 P 波终点与 QRS 波群起点之间的等电位线部分(图1.12)。它代表了房室结传导延迟。一定要注意 P-R 段不包括 P 波的宽度,P-R 间期包括了 P 波的宽度。

S-T 段

S-T 段是指 S 波的终点与 T 波的起点间的部分

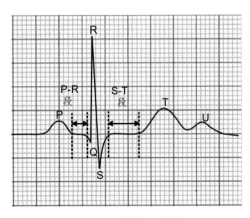

图 1.12 正常的心电图段。

(图1.12)。它代表了心室复极的平台期。QRS 波群的终点和 S-T 段的起点称为结合点或 J 点。

2 心电图导联

心电图导联

当心肌兴奋后，电流或动作电位会向各个方向传播。这些电流可以被体表的电极探测到并以心电图的方式记录下来。

一对由阴极和阳极构成的电极形成了心电图导联。每一个导联都探测一个方向的电流，就像从心脏的某一个角度来观察心脏一样。

电极的位置可以改变，因此就可以构成不同的导联。每一个导联探测电流活动的角度都不一样。不同的探测角度可以让我们更加全面地观察心脏。

传统心电图导联有 12 种放置位置，构成了常规的 12 导联心电图(图 2.1)。

这 12 导联是：

❖ 肢体导联:6 个；

❖ 胸导联:6 个。

肢体导联

肢体导联因导联都放置在四肢而得名。右臂、左臂、

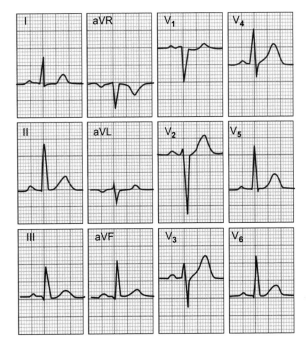

图 2.1 传统的 12 导联心电图。

左下肢都放有一个电极。右下肢电极起到接地电极的作用(**图 2.2A**)。

❖ 标准肢体导联:3 个;

❖ 加压肢体导联:3 个。

标准肢体导联

标准肢体导联记录两肢体间电流变化。因此,标准肢体导联也称为双极导联。在这些导联中,一侧肢体放

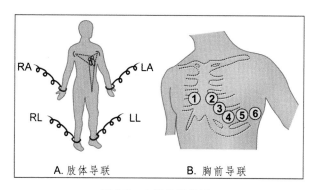

A.肢体导联 B.胸前导联

图2.2 电极放置位置。

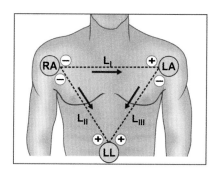

图2.3 标准肢体导联:L_I,L_{II},L_{III}。

置一个正向电极,另一侧肢体放置一个负向电极。标准肢体导联有3个(**图2.3**):

❖ 导联 L_I;

❖ 导联 L_{II};

❖ 导联 L_{III}。

导联	正极	负极
I	LA	RA
II	LL	RA
III	LL	LA

加压肢体导联

加压肢体导联记录一侧肢体的电流变化，因此，加压肢体导联也称为单极导联。每一个肢体导联都是阳极，而3个导联的中心点为阴极，中心点电压实际上为零。加压肢体导联共有3个(图2.4)：

❖ aVR 导联位于右臂；

❖ aVL 导联位于左臂；

❖ aVF 导联位于左下肢。

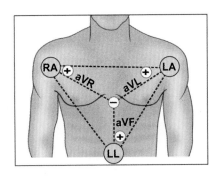

图2.4 单极导联:aVR,aVL,aVF。

导联	正极
aVR	RA
aVL	LA
aVF	LL

注释：

左右臂导联位置接反会导致右位心心电图表现。肢体导联反接后：

❖ L_I 导联的镜像改变；

❖ aVR 导联与 aVL 导联互换；

❖ L_{II} 导联与 L_{III} 导联互换；

❖ aVF 导联没有改变。

胸导联

胸导联放置在胸前区规定的部位。电极放置于左胸的 6 个不同位置，构成 6 个导联（图 2.2B）。这 6 个导联分别为：

❖ V_1 导联：位于胸骨右缘第 4 肋间；

❖ V_2 导联：位于胸骨左缘第 4 肋间；

❖ V_3 导联：位于 V_2 与 V_4 导联连线的中点；

❖ V_4 导联：位于左锁骨中线与第 5 肋间交点；

❖ V_5 导联：位于左腋前线，与 V_4 导联平齐；

❖ V_6 导联：位于左腋中线与 V_4、V_5 导联平齐。

注释：

有时胸导联电极放置在右胸部，用 V_{1R}、V_{2R}、V_{3R}、V_{4R}、

V_{5R}、V_{6R} 来表示。这些导联是标准左胸导联的镜像导联。

　　V_{1R} 导联：位于胸骨左缘第 4 肋间。

　　V_{2R} 导联：位于胸骨右缘第 4 肋间。

　　V_{3R} 导联：位于 V_{2R} 与 V_{4R} 导联连线的中点。

　　V_{4R} 导联：位于右锁骨中线与第 5 肋间交点。

右侧胸前导联适用于：

❖ 镜面右位心；

❖ 急性下壁心肌梗死(诊断右心室心肌梗死)。

导联方向

　　12 导联心电图是由 L_I、L_{II}、L_{III}、aVR、aVL、aVF、V_1、V_2、V_3、V_4、V_5、V_6 导联记录的。由于左心室占据优势，在临床上是心脏最为重要的一个腔，因此需要详细评估。左心室可以从多个角度探测，每个角度都有特定导联，这些导联都对应着左心室的不同部位(表2.1)。

表2.1　心电图导联对应的左心室部位

心电图导联	左心室部位
V_1, V_2	间隔
V_3, V_4	前壁
V_5, V_6	侧壁
$V_1 \sim V_4$	前间隔
$V_3 \sim V_6$	前侧壁
L_I, aVL	高侧壁
L_{II}, L_{III}, aVF	下壁

Einthoven 三角

我们知道标准肢体导联一次记录两侧肢体的电活动,一侧导联电极为阳性,另一侧导联电极为阴性。L_I、L_{II}、L_{III}3 个肢体导联可以看成是以心脏为中心的等边三角形。这个三角形叫做 Einthoven 三角(图 2.5A)。

为了方便心电图表示电流,可以让 Einthoven 三角的 3 个导联分别彼此均分,从一个共同的中心点穿过,这样就形成了一个三轴系统,轴间角度 60°,导联的极性和方向都保持不变(图 2.5B)。

加压肢体导联是从通过一个导联来记录的。阳极在肢体导联上,阴极在中心点处。3 个加压肢体导联可以看做是另一个三轴参考系,轴间角度 60°(图 2.6A)。

当单极导联的三轴参考系与肢体导联的三轴参考系重叠时,可以构成一个六轴参考系,轴间角度 30°

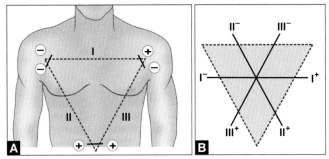

图 2.5　(A)肢体导联的 Einthoven 三角;(B)三轴参考
系统。

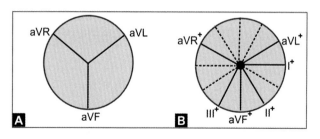

图 2.6 (A)单极导联的三轴参考系；(B)单极导联和肢
体导联的六轴参考系。

(图 2.6B)。

一定要记住六导联的极性和方向都不变。

六轴参考系的概念在明确心脏电流的主方向上是
非常重要的。我们稍后就会看到，这就是我们所说的
QRS 波电轴。

3 心电图测量和正常值

心电图测量

心电图纸是热敏的,所以心电图就是通过一个加热的针尖在移动的纸上划过形成的。将一卷 20m 或 30m 长的心电图纸装入心电图机中,并以设定好的 25mm/s 的速度移动。

心电图纸上由横线和纵线划分成了许多小方格。细线间隔 1mm,每隔 4 条细线有一条粗线,因此,粗线间隔 5mm(图 3.1)。

时间在横轴上以秒(s)来表示,电压在纵轴上以毫伏(mV)来表示。

在通常的心电图记录过程中, 通常走纸速度是 25mm/s。1 秒钟走过 25 个小方格,换句话说,1 个小方格的宽度代表 1/25s 或 0.04s,1 个大方格代表 0.04×5s 或 0.2s。

因此,心电图波或间期的宽度就是横轴上小格数量乘以 0.04s (图 3.1)。两小格表示 0.08s,3 小格表示 0.12s,6 小格表示 0.24s。

通常来说,标准心电图机 1mV 的电压信号,可以在

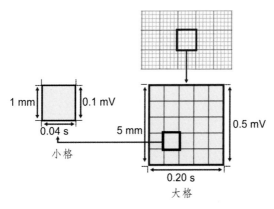

图 3.1　放大的心电图纸 1 小格=1mm,5 小格=1 大格。
纵轴上,1 小格=0.1mV,5 小格=0.5mV。横轴
上,1 小格=0.04s,5 小格=0.2s。

纵轴产生 10mm 的波动。换句话说,纵轴上每小格表示
0.1mV,每大格表示 0.5mV。因此,正向波的高度或是负
向波的深度就是所占小格的数目乘以 0.1mV。3 小格表
示 0.3mV,1 大格表示 0.5mV,6 小格表示 0.6mV。

　　同样的,段升高或降低的程度也是用高出或低于等
电位线小格的数量来表示。

正常心电图参数

正常 P 波

　　P 波是心房除极形成的小圆波,它表示左右心房激
动时间的总和。由于起搏点位于右心房,所以右心房激

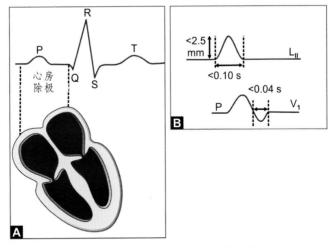

图 3.2 (A)心房除极;(B)正常的 P 波。

动早于左心房(图 3.2A)。

除 aVR、V_1 导联外,P 波在大多数心电图导联上是直立的。在 aVR 导联,它与 QRS 波和 T 波一样均倒置。因为心房激动的方向是背离该导联的。

在 V_1 导联,P 波通常是双向,起始直立,终末部有一个小的负向波,代表左心房激动方向是背离的。

正常的 P 波只有一个峰,双方激动成分间没有切迹或间隙。一个正常 P 波符合以下标准:

❖ 高度低于 2.5mm(0.25mV);

❖ 宽度小于 2.5mm(0.10s)(图 3.2B)。

正常 QRS 波群

QRS 波群是心电图上主要的正向波,是由心室除极产生的。实际上,它表示左右心室在时间和顺序上的同步除极。

所有的心电图导联上都见不到 Q 波。生理性 Q 波可以在 L_1、aVL、V_5、V_6 导联上看到,它们代表室间隔的初始激动的方向与左心室主激动方向相反。

生理性 Q 波需要符合以下标准:

❖ 宽度小于 0.04s;

❖ 高度小于 R 波的 1/4(图 3.3A)。

生理性 Q 波在哪个导联上出现取决于左心室主除极方向。

如果左心室主除极方向指向侧壁导联(横位心),Q 波可以在 L_1、aVL、V_5、V_6 导联上出现(图 3.3B)。如果左

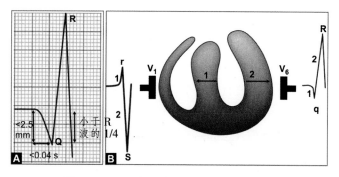

图 3.3 (A)正常 Q 波;(B)室间隔除极(1)。

心室主除极方向指向下壁导联（垂位心），Q 波可以在 L_{II}、L_{III}、aVF 导联上出现。

R 波是 QRS 波群的主要正向波，除了 aVR 导联外，它在大多数导联上均直立。

在肢体导联，R 波至少 5mm，而在胸前导联，R 波电压超过 10mm。

通常情况下，R 波电压从 V_1~V_6 导联逐渐升高，这就是在胸前导联的 R 波递增。

正常情况下，V_1 导联 R 波反映室间隔激动，振幅不超过 0.4mV（4mm），在 V_6 导联反映左心室激动，振幅不超过 2.5mV（25mm）（图 3.4A）。

V_1 导联 r 波小于 S 波，V_6 导联 R 波大于 s 波。R 波后面的负向 S 波表示的是心室除极的终末部分。

在 V_1 导联的 S 波表示的是左心室激动，而 V_6 导联的 S 波反映右心室激动。

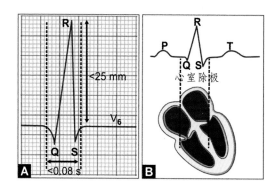

图 3.4　(A) 正常 QRS 波；(B) 心室除极。

正常情况下,V_1 导联 S 波要比 r 波高大,V_6 导联 s 波比 R 波小,V_6 导联 s 波电压低于 0.7mV。

QRS 波群表示整个心室肌的除极。特定导联 R 波与 S 波的比例反映了左右心室的除极比重。例如,V_1 导联的 r 波比 S 波小,而 V_6 导联的 s 波比 R 波大。

QRS 波群的宽度是左右心室除极的总时间。由于左右心室同步除极,正常的 QRS 波群比较窄,波峰锐利,时间少于 0.08s(2mm)(图 3.4B)。

正常 T 波

T 波是心室快速复极形成的大圆波(图 3.5)。正常情况下,T 波在大多数导联上是直立的。

T 波在 aVR 导联与 P 波和 QRS 波群均向下。V_1 导

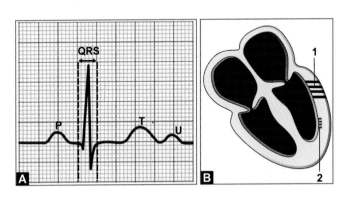

图 3.5　(A) 心电图上正常的 T 波和 U 波;(B)(1)T 波:心室复极;(2)U 波:浦肯野系统复极。

联 T 波常向下,V_2、V_3 导联很少向下,L_{III} 导联有时向下。

正常情况下,T 波在 V_6 导联比 V_1 导联高。T 波振幅在肢体导联一般不超过 5mm, 在胸导联一般不超过 10mm。

正常 U 波

U 波是一个小圆波,是心室肌复极完毕后浦肯野系统的缓慢延迟复极形成的(图 3.5)。

U 波一般较难发现,存在 U 波时,在 V_2~V_4 导联最明显。当 Q-T 间期较短或心率减慢时,U 波最容易与前一个 T 波、下一跳 P 波分离开来。

正常 U 波是直立的,它通常比前面的 T 波要小。

正常 P-R 间期

P-R 间期是从横轴上 P 波的起点到 QRS 波群的起点间的距离,与 QRS 波群以 Q 波还是 R 波起始无关(图 3.6)。

因为 P 波代表心房除极,QRS 波群代表心室除极,因此 P-R 间期代表房室传导时间。

房室传导时间包括心房除极、房室结延迟、心室除极开始前冲动在心室传导系统的传导时间。

正常 P-R 间期为 0.12~0.20s, 它与心率快慢有关。当心率变慢时,P-R 间期延长, 当心率增快时,P-R 间期变短。儿童 P-R 间期略短(<0.18s),老人 P-R 间期略长(<0.22s)。

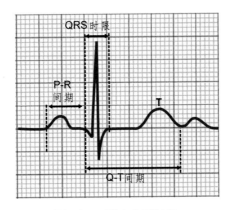

图 3.6 正常心电图间期。

正常 Q-T 间期

Q-T 间期是横轴上 Q 波的起点到 T 波的终点间的距离(图 3.6)。

QRS 波群代表心室除极,T 波代表心室复极,Q-T 间期表示心室的收缩时间。

Q-T 间期包括 QRS 波群的宽度、S-T 段的长度、T 波的宽度。

正常 Q-T 间期在 0.35~0.43s 或 0.39±0.04s。Q-T 间期取决于 3 个变量:年龄、性别和心率。

年轻人 Q-T 间期较短,老年人 Q-T 间期较长。女性的 Q-T 间期略短,一般不超过 0.42s。当心率快时,Q-T 间期缩短,心率慢时,Q-T 间期延长。

因此,为了更准确地分析,Q-T 间期必须要根据心率来进行校正。校正后的 Q-T 间期称作 Q-Tc 间期。所用计算公式是：

$$Q\text{-}Tc=\frac{Q\text{-}T}{\sqrt{R\text{-}R}}$$

Q-T 是指 Q-T 间期，$\sqrt{R\text{-}R}$ 是指 R-R 间期的平方根。

因为当心率是 60 次/分时，R-R 间期是 25mm 或 1s(25×0.04s=1s)，所以当心率为 60 次/分时，Q-Tc 间期与 Q-T 间期相等。

正常 P-R 段

P-R 段是指基线上从 P 波的终点到 QRS 波群的起点间的距离(图3.7)。

正常情况下，它与 T 波和下一个周期的 P 波间的等电位线平齐。

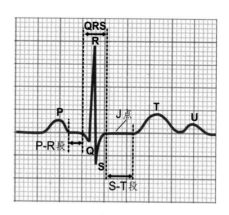

图 3.7　正常心电图上的段。

正常 S-T 段

基线上 S 波的终点到 T 波的起点称为 S-T 段 (**图 3.7**)。

S-T 段的起点称之为 J 点。正常情况下, S-T 段、J 点与 T 波和下个周期 P 波间的等电位线平齐。

4 心电轴的测定

心电轴

当心脏激动时,产生的电流或动作电位会向各个方向传播,这些电流可以被体表的电极探测到。

正常情况下,80%以上的电流会正负相互抵消掉,只有剩下的净电流才能被探测到。所有探测到的电流平均后形成了这些电流的主导方向,构成了心电图上波的电轴。

QRS是心电图的主要波形,所以我们主要探讨QRS电轴。

六轴参考系

3个标准肢体导联 L_I L_{II} L_{III} 组成一个以心脏为中心的等边三角形,称为 Einthoven 三角。

将 Einthoven 三角变成 3 个导联都通过一个共同中心点。这样就形成了一个每轴间相差 60°的三轴参考系。

同样的,3 个加压肢体导联可以构成另一个三轴参考系(图 4.1A)。当把这两个三轴参考系重合后,可以得到一个 360°的六轴参考系,每轴相隔 30°(图 4.1B)。

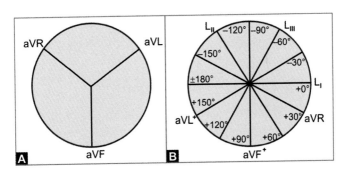

图 4.1 (A)单极导联三轴参考系;(B)单极导联和肢体导联形成的六轴参考系。

在六轴参考系中,每个导联的极性和方向都保持不变。六轴参考系是理解电轴概念和电轴测定的基础。

QRS 电轴

在测定 QRS 电轴之前, 我们必须要知道几个基本原则。

❖ QRS 电轴在六轴系统上用度来表示, 它代表了电流在额面上的方向(图 4.2)。

❖ 导联上所有正负偏移代数相加后形成了该导联的净偏移。例如,某一导联上正偏移(R 波)为+6,负(S 波)偏移为−2,则净偏移为+4。

❖ 电流方向与导联平行,导联记录到最大波。电流方向与导联方向成一定角度时, 导联记录的波

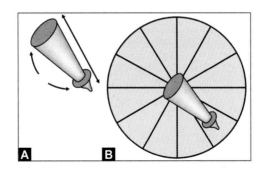

图 4.2 (A)QRS 矢量的方向和强度;(B)QRS 矢量在
六轴参考系上的表示。

较小。

当电流方向与导联方向垂直时, 导联记录
的波为零。

❖ 例如,如果电流方向是+90°,aVF 导联探测到最
大波,L_I 导联探测到最小波,其余导联探测到的
波幅介于中间。

❖ 如果一个导联显示的是最大波,且为正向,则该
矢量轴指向该导联的正极。相反,如果最大波是
负向,则该矢量轴指向该电极的负极。

❖ 例如,L_{II} 导联记录的最大波为 7mm。如果是+7,
矢量轴为+60°;如果是-7,矢量轴是-120°。

QRS 电轴的测定

QRS 电轴可以通过数种方法来测定。

方法 1

❖ 找出波最小或为零的导联。

❖ 找到第一个导联的垂直导联。

❖ 确定的两个导联的净偏移。

❖ 矢量轴指向第二个导联的正极或负极。

例 A

❖ 波最小的导联是 aVL 导联。

❖ 与 aVL 导联垂直的导联是 L_{II} 导联。

❖ L_{II} 导联上的电轴是+60°。

例 B

❖ 最小波的导联是 aVR 导联。

❖ aVR 导联的垂直导联是 L_{III} 导联。

❖ 主波在 L_{III} 导联上的电轴是-60°。

方法 2

❖ 算出互相垂直的 L_I 导联、aVF 导联上的净偏移。

❖ 在导联相对应的矢量轴上标上净偏移，以 0~10 之间的数值来表示。

❖ 从这些点上作垂直线,描记两条线的交点。

❖ 用线连接圆的中心和交点,并延长至圆周。

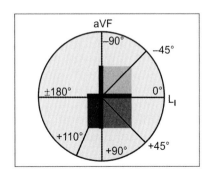

图 4.3 通过 L_I 导联、aVF 导联测定 QRS 电轴。

❖ 乙线与圆周的交点即为 QRS 电轴。

例 A

❖ L_I 导联上的净偏移为+5。

❖ aVF 导联上的净偏移为 0,电轴是 0°。

例 B

❖ L_I 导联上净偏移为+5。

❖ aVF 导联净偏移为–5,电轴是–45°(**图 4.3**)。

例 C

❖ L_I 导联净偏移为+6。

❖ aVF 导联净偏移为+3,电轴是+30°。

方法 3

可以通过目测主波在 L_I 导联、aVF 导联上的方向来更快捷地估测 QRS 电轴的方向。这样我们就能知道 QRS 电轴的象限(**表4.1**)。

表 4.1　L_I、aVF 导联确定 QRS 波群电轴象限		
主要 QRS 波偏移		**QRS 波群电轴象限**
L_I	aVF	
+ve	+ve	0~+90°
+ve	−ve	0~−90°
−ve	+ve	+90°~+180°
−ve	−ve	−90°~−180°

异常的 QRS 电轴

❖ 正常 QRS 电轴：−30°~+90°。

❖ 电轴右偏：+90°~+180°。

　　原因

　　　　高瘦体型。

　　　　慢性肺疾病。

　　　　肺栓塞。

　　　　继发孔型房间隔缺损。

　　　　右心室肥厚。

　　　　左后分支阻滞。

　　　　侧壁心肌梗死。

❖ 电轴左偏：−30°~−90°

　　原因

　　　　矮胖体型。

　　　　预激综合征。

　　　　心脏起搏。

原发孔型房间隔缺损。

左心室肥厚。

左前分支阻滞。

下壁心肌梗死。

❖ 西北象限 QRS 电轴:−90°~−180°。

原因

先天性心脏病。

左心室室壁瘤。

又名

不确定电轴。

极度右偏电轴。

无人区电轴(图 4.4)。

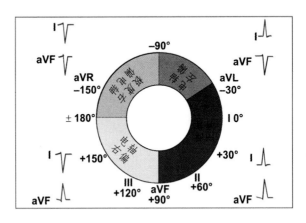

图 4.4　正常 QRS 电轴和电轴偏移。

5 心率的测定

心率是指每分钟心脏跳动的次数。从心电图上来看,心率是指记录 60s(1min)的心电图中心跳的个数。

依据心电图计算心率时,我们首先要知道心电图纸走速是 25mm/s,然后再去计算。让我们看一下心率是如何计算的。

方法 1

心电图纸 1s 移动 25 小格(1 小格=0.04s)或 5 大格(1 大格=5 小格=0.04×5=0.2s)。

如果仔细观察的话,可以发现每 5 个大格的纵线略超过心电图纸的边缘。这两条线之间相差 1s,第一条线和其后面的第 6 条线相差 6s。

我们可以数出这 6s 间期中 QRS 波群的个数,然后将个数乘以 10 就可以得到 60s 中 QRS 波群的个数,近似等于心率。

例如:

❖ 如果在 6s 的时间里有 8 个 QRS 波群,心率大约是 8×10=80 次/分；

❖ 如果在 6s 的时间里有 11 个 QRS 波群，心率大约是 11×10=110 次/分。

方法 2

心电图纸带每秒钟移动 25 小格。也就是说，在每 60s 或 1min 移动 25×60=1500 小格。如果得知两个相邻 QRS 波群间的小格数，那么每分钟 QRS 波群数就是 1500 除以小格数，也就是每分钟心跳数(图 5.1)。

相邻 P 波间期(P-P 间期)决定心房率,相邻 R 波间期(R-R 间期)决定心室率。心律正常时,P 波和 QRS 波群 1:1,所以用 P-P 间期或 R-R 间期计算心率都可以。

为了方便测量 P-P 间期,或 R-R 间期,最好选择一个起点与大方格的粗线重叠的 P 波或 R 波。这样便于计算它和下个波之间的间期。方格数乘以 5mm 即可(1 个大格=5 个小格)。

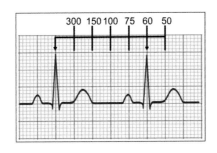

图 5.1 通过 R-R 间期计算心率,如果 R-R 间期=25mm,心率=60 次/分。

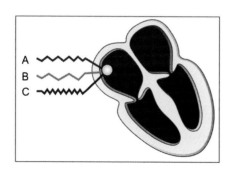

图 5.2　心率的变异：(A)正常心率；(B)心动过缓；(C)心
　　　动过速。

心脏节律规整时,可通过测量单个的 P-P 或 R-R 间期计算心率;当心脏节律不规整时,常需要测量 5~10 个 P-P 或 R-R 间期,并取其平均值来计算心率。

例如：

❖ R-R 间期是 20mm，因此，心率是 1500/20=75 次/分。

❖ R-R 间期是 12mm，因此，心率是 1500/12=125 次/分。

为了快速确定心率,某些特定的 R-R 间期都要记住(表 5.1A)。

正常的 R-R 间期是 15~25mm，代表心率 60~100 次/分。短 R-R 间期(<15mm)表示心动过速(心率>100)，长 R-R 间期(>25mm)表示心动过缓(心率<60)。

心率也可以通过 R-R 间期的范围快速得到。例如：

表 5.1A　根据 R-R 间期测定心率	
R-R 间期	**心率**
10mm	1500/10 = 150
12mm	1500/12 = 125
15mm	1500/15 = 100
20mm	1500/20 = 75
25mm	1500/25 = 60
30mm	1500/30 = 50

❖ 如果 R-R 间期是 10~15mm,心率是 100~150 次/分;

❖ 如果 R-R 间期是 15~20mm,心率是 75~100 次/分;

❖ 如果 R-R 间期是 20~25mm,心率是 60~75 次/分。

如果想更精确地测定心率,我们也可以用类似于下面的参考系(表 5.1B)。

心律

心律可以按照以下标准来分类:

❖ 激动起源的频率;

❖ 激动起源的位置;

❖ 心律的规整性;

❖ 房室之间的关系。

心率

正常人的心率是 60~100 次/分。低于 60 次/分为心

表 5.1B　心率的精确测定

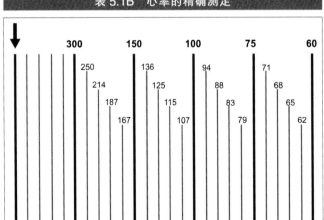

动过缓;高于 100 次/分为心动过速。

　　P-P 间期决定了心房率,R-R 间期决定了心室率。正常情况下,P-P 间期和 R-R 间期是相等的, 所以心房率和心室率是相等的。然而,在一些特殊情况下,心房率与心室率是不等的,需要分别来计算。

　　当心律规整时,由于 QRS 波群间隔相等,通过测量 R-R 间期就可以计算出心率来。当心律不规整时,QRS 波群间隔不相等,必须要取 5 到 10 个 R-R 间期的平均值。

　　任何心律可以按照心率分为:

❖　正常心率(心率 60~100);

❖　心动过缓(心率<60);

❖　心动过速(心率>100)。

起源点

心脏起搏点具有自律性,正常人的心脏起搏点位于右心房的窦房结。

起源于窦房结的心律称为窦性心律。正常情况下窦房结发放激动 60~100 次。在这个范围内的窦性心律称为正常窦性心律。

除了窦房结外,心脏也有一些其他的潜在起搏部位,如心房、房室交界区、心室,称之为异位或辅助起搏点。异位起搏点发放激动频率较窦房结慢。

例如,心房或房室交界区起搏频率为 40~60 次/分,而心室起搏频率为 20~40 次/分。这也正是窦房结通过超速起搏抑制这些异位起搏点而主导心脏节律的原因。换句话说,正常情况下,异位起搏点是不能表现自律性的。

然而,在两种情形下异位起搏点是可以控制心脏节律的。第一种情形,当窦房结产生的激动少(心动过缓)或者受到阻滞(窦房阻滞)时,异位起搏点得以表现,并主导心脏的节律。第二种情形,当异位起搏点的自律性增强时,可以抑制窦房结,主导心脏的节律。

第一种情形中,异位起搏点的自主心律被动表现,称为逸搏心律。异位起搏点摆脱了窦房结的超速抑制,表达自己的固有心律。

当自身的心律减慢或消失时,逸搏心律被激活,当自身的心律恢复后,逸搏心律就会被抑制。异位逸搏心律可以来自交界区或是心室。逸搏心律可以分为：

❖ 交界性逸搏心律；

❖ 室性逸搏心律。

第二种情形中，当异位起搏点自律性增强时，抑制了窦房结，控制了心律，称为异位心动过速。异位心动过速的起搏点可能是房性的、交界性的或是室性的。异位心动过速可以分为：

❖ 房性心动过速；

❖ 交界性心动过速；

❖ 室性心动过速。

根据起源，心律可以如图5.3所示，分为：

❖ 窦性心律；

❖ 房性心律；

❖ 交界性心律；

❖ 室性心律。

从心电图上看，心脏节律的起源点可以从P波和QRS波群的形态和关系上推测出来。

在窦性心律中，P波和QRS波群形态都正常，互相关联。换句话说，P波是直立的，P-R间期是正常的，QRS波群是窄的。

在房性心律中，由于心房激动的顺序不同导致P波形态与窦性心律不同，有可能是倒置的。当房性心动过速房室传导时间缩短时，可表现为P-R间期缩短。但由于室内传导正常，所以QRS波群形态仍然是窄的波形。

在交界性心律中，P波通常是倒置的，可以在QRS

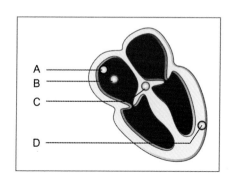

图 5.3　心脏节律的起源：(A)窦性心律；(B)房性心律；(C)交界性心律；(D)室性心律。

波群之前、之中或之后，这是由于心房是从交界区逆行激动，而且与心室几乎同时激动，室内传导正常，所以QRS 波群形态保持不变。

在室性心律中，窦房结激动心房产生直立的 P 波，或是心室逆行激动心房产生倒置的 P 波。这两种情况中，P 波都很难识别。因为宽大 QRS 波群是室性心律的标志，而 P 波经常埋藏于 QRS 波群中。

由于心室激动是通过心肌以缓慢、随机的方式发生，而不是通过特定的传导系统以快、规则的方式传导，所以，在室性心律中，QRS 波群是宽大畸形的(图 5.4)。

规整性

正常心脏节律是规整的，心跳间期是相等的(QRS波群间隔相等)。有时心脏节律是不规整的，表现为：

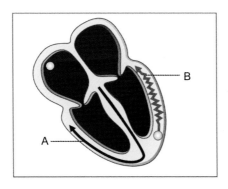

图 5.4　心室激动方式：(A)室上性心律；(B)室性心
　　　　律。

QRS 波群间隔不等。不规整的心律可进一步分为有规律
的不规整心律和无规律的不规整心律。

根据规整性心律，可分为：

❖ 规整心律；

❖ 不规整心律：

　　有规律的不规整心律；

　　无规律的不规整心律。

几乎所有的窦性心律(窦性心动过缓和窦性心动过
速)和房性、交界性、室性心动过速都是规整心律。

有规律的不规整心律，如：

❖ 任何心律中的早搏；

❖ 任何心律中规律的停搏；

❖ 成对早搏、二联律。

颤动是无规律的不规整心律的典型例子。

颤动的主要特征是心房或心室肌被分成了无数个处于不同阶段兴奋和恢复期的组织小岛(图 5.5)。心肌除极混乱,无效泵血。

在心房颤动中,窦性 P 波被无数个小的不规则的多形性颤动波所取代。这些颤动波在 QRS 波群间形成一条锯齿状基线或极小的波。

由于在这么多心房颤动波中只有很少的一部分能够随机地下传并激动心室, 所以 R–R 间期是绝对不等的,心率非常不规则。心房颤动时,室内传导正常,所以 QRS 波群形态是正常的。

心室颤动是快速、不规则产生的形态、高度、宽度非常不同的小畸形波。P 波规整,QRS 波群和 T 波变形而不易辨认,基线不稳。

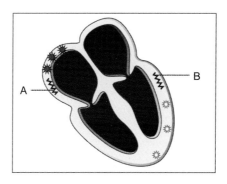

图 5.5 颤动时心肌的激动:(A)心房颤动;(B)心室颤动。

房室关系

正常的心脏激动顺序是窦房结发出的冲动先激动心房,然后通过传导束向下激动心室。P波代表心房除极,QRS波群代表心室除极,两者是紧密联系的。

如果心房受窦房结发出的激动控制,心室受交界区或心室的异位起搏点控制,那么心房和心室都将独自跳动(图5.6),P波与QRS波群将会没有任何关系。这就是房室分离。

很多种情形下心电图上都会表现出房室分离的现象。第一种情形是,交界性或心室的自律性增高,心室激动频率超过了窦房结激动心房的频率。

这样的话,P波要么与QRS波群无关,要么被埋藏在宽大的QRS波群中。R–R间期比P–P间期略短(心室率比心房率略快),P–R间期可以逐渐缩短,直到P波埋

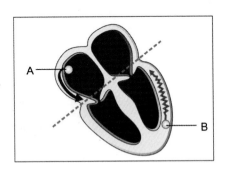

图5.6 房室分离:(A)心房节律;(B)心室节律。

藏在 QRS 波群中。

第二种情形是，如果出现完全性房室传导阻滞，心房跳动后面没有与之相关的 QRS 波群，P 波独立于 QRS 波群。但是，当 P-P 和 R-R 间期是不变的，心房和心室激动的频率与引起房室分离的原因有关。参见表 5.2。

房室分离时，心房的激动顺序与窦性心律一致，所以 P 波形态正常。而 QRS 波群形态取决于异位起源点位置。

如果起搏点在交界区，心室激动仍通过特殊传导系，所以 QRS 波群是正常和窄的。如果起搏点在心室，QRS 波群是宽大畸形的，因为心室激动是通过普通心室肌传导的。

表 5.2 导致房室分离的各种心律失常		
	交界性 心动过速	室性 心动过速	完全性 A-V 阻滞
心房率	70~80 （正常）	70~80 （正常）	70~80 （正常）
交界率	70~100 （轻度增快）	—	40~60 （轻度减慢）
心室率	—	70~100 （轻度增快）	20~40 （显著减慢）

6 异常 P 波

正常 P 波

P 波是由心房除极产生的,是左右心房除极向量的总和。由于起搏点位于右心房,所以右心房会首先被激动。正常 P 波需符合以下标准:

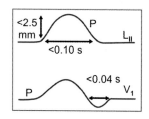

- ❖ 大多数导联直立(aVR、V₁ 导联除外);
- ❖ 每跳形态都是固定的;
- ❖ 只有一个波峰没有切迹;
- ❖ 高度小于 2.5mm(0.25mV);
- ❖ 宽度小于 2.5mm(0.10s)。

P 波缺失

在以下情况中,P 波是看不见的。

- ❖ 心房颤动:心房颤动时,P 波被一些小的、不规整的颤动波所取代,基线不平。
- ❖ 心房扑动:在心房扑动中,P 波被扑动波(F 波)所取代,呈波浪或锯齿状。

❖ 交界性心律：由于几乎同时前向激动心室和逆向激动心房,P 波可以位于 QRS 波群之前、之后或埋藏于 QRS 波群之中。

❖ 室性心动过速:发生室性心动过速时,由于 P 波埋藏于宽大的 QRS 波群中,所以不易被发现。

❖ 高钾血症:P 波振幅会减小或消失,这与 T 波高尖和 QRS 波群宽大有关。

P 波倒置

由于心房激动是由上到下激动, 朝向下壁导联,所以 P 波在 L$_{II}$、L$_{III}$、aVF 导联是直立的。如果心房逆向激动,这些导联的 P 波为负向或倒置。以下情况下可以观察到倒置的 P 波。

❖ 交界性心律:在交界性心律中, 倒置的 P 波紧跟在 QRS 波之前或之后。

❖ 旁路:如果激动通过房室结外的途径逆传心房,称为旁路,常发生于预激综合征。

P 波形态的改变

正常情况下,由于心房激动的顺序保持不变,任何一导联 P 波都应保持不变。如果冲动起源于窦房结以外的不同部位,那么心房激动顺序将逐跳发生改变。这就产生了不同形态的 P 波,称为 P'波。例如:

❖ 游走性心律:这种心律中,起搏点从一个点游走到另一个点,变换于窦房结、心房、房室交界之间,表现为 P 波形态多变。

❖ 多源性房性心动过速:这种心律中,冲动起源于心房的多个病灶,产生房性心动过速或混乱的心房激动形式。每跳的 P 波形态都会变化。

在上述两种心律中,能够见到 3 种形态的 P 波。异位 P'波起源于心房时,可直立但与窦性 P 波不同;逆传的 P'波起源于交界区时,P'波倒置。P 波形态介于窦性 P 波和 P'波之间称为融合波。

有趣的是,游走性心律与多源性房性心动过速只是以心率来划分的。前者少于 100 次/分,后者大于 100 次/分。

P 波高尖

正常 P 波高度不超过 2.5mm,它是左右心房激动之和。右心房激动早于左心房激动,当右心房增大时,右心房波增大,与左心房波重叠产生一个高度超过 2.5mm 的高大 P 波。

因此,高大 P 波是右心房扩大的征象(图 6.1A)。如果 V_1 导联 P 波双相,那么 P 波起始部分会更大(图 6.1B)。由于高大 P 波多由肺动脉高压或先天性心脏病引起,也称为肺型 P 波或先天性 P 波。

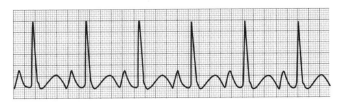

图 6.1A 肺型 P 波:高尖 P 波。

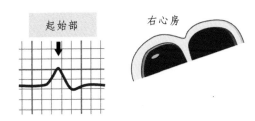

图 6.1B V₁ 导联 P 波;起始部宽大。

P 波增宽

正常 P 波宽度小于 2.5mm 或 0.1s。P 波代表左右心房激动的总和,右心房先于左心房激动。如果左心房扩大,左心房波将会比右心房波更加延迟,导致 P 波的宽度会超出 2.5mm,左右心房之间会出现一个切迹。

因此, 宽大合并切迹的 P 波代表左心房扩大 (图 6.2A)。在 V₁ 导联,双相 P 波的终末部分会更加宽大(图 6.2B)。由于宽大合并切迹的 P 波常与二尖瓣疾病有关,所以又被称为二尖瓣 P 波。

引起心房扩大的常见原因如表 6.1。图6.3显示了左右心房扩大 P 波形态的改变。

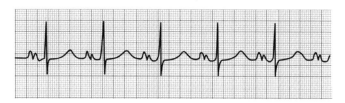

图 6.2A 二尖瓣 P 波：宽大合并切迹的 P 波。

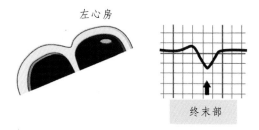

左心房

终末部

图 6.2B V₁导联 P 波；终末部分宽大。

表 6.1 引起心房扩大的原因		
	左心房扩大	右心房扩大
室内分流	室间隔缺损	房间隔缺损
瓣膜疾病	二尖瓣狭窄	三尖瓣狭窄
	二尖瓣反流	三尖瓣反流
射血受阻	主动脉瓣狭窄	肺动脉狭窄
高血压	体循环高血压	肺动脉高压
心肌疾病	肥厚型心肌病	肺动脉高压

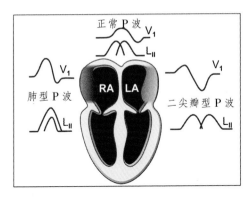

图 6.3　左右心房扩大的 P 波形态。

QRS 波形态异常

正常 QRS 波群

QRS 波群是左右心室同步除极产生的。正常 QRS 波群符合以下标准：

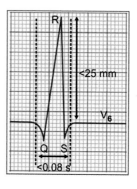

❖ R 波电压在肢体导联不低于 5mm，在胸导联不低于 10mm；

❖ 同一导联连续心跳的 QRS 波群电压不变；

❖ 在六轴参考系中，正常 QRS 波群电轴在 $-30°$ 到 $+90°$ 之间；

❖ V_1~V_6 导联 R 波振幅逐渐递增反映了右心室到左心室 QRS 波的过渡；

❖ L_1、aVL 导联可见生理性 q 波，生理性 q 波高度小于同导联 R 波的 1/4，宽度小于 0.04s；

❖ V_1 导联 R 波电压小于 4mm，V_5 和 V_6 导联小于 25mm；

❖ V_1 导联 S 波大于 r 波，V_6 导联 s 波小于 R 波，V_6

导联 s 波深度小于 7mm；

❖ 正常 QRS 波群宽度不超过 0.08s 或 2 个小格。

QRS 波群低电压

正常情况下,QRS 波群 R 波电压在肢体导联不低于 5mm,在胸导联不低于 10mm。如果心电图上肢体导联最高 R 波小于 5mm,胸导联最高 R 波小于 10mm,称为低电压心电图。

R 波电压取决于电极探测到的左心室产生的电流量和电流的传导距离。

因此,低电压心电图的产生可能是由于心肌疾病或心脏与探测电极间有异常物质或组织的干扰(图 7.1)。

低电压心电图产生的原因分类如下:

❖ 电压产生异常

–甲状腺功能减退；

–限制性心包炎；

–扩张型心肌病。

❖ 物质或组织干扰

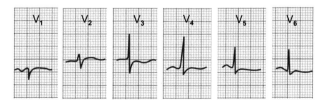

图 7.1　甲状腺功能减退:低电压心电图;T 波倒置。

　　–肥胖者的脂肪组织；

　　–厚胸壁的肌肉；

　　–心包渗液；

　　–肺气肿。

QRS 低电压心电图的病因可通过以下指标来判定：

❖ 心率；

❖ 临床表现；

❖ QRS-T 形状。

　　需要注意的是，在诊断低电压 QRS 波群心电图之前，必须要保证心电图机按照标准设置。标准设置中，1mV 电流产生一个 10mm 高的波动。

QRS 电交替

　　正常情况下，某一特定导联所有 QRS 波群电压是相同的，这是因为所有心跳都起源于同一个起搏点，且电压与呼吸或其他心外周期性现象无关。

　　如果 QRS 波群电压随着心跳高低交替，称为电交替 (图 7.2)。全电交替是指 P 波、T 波、QRS 波群电压均随着心跳不停地变化。

　　电交替是由心包积液随体位改变震荡或室内差异性传导随着心跳改变引起的。引起电交替的原因有：

　　❖ 中重度的心包积液

　　　　–肿瘤；

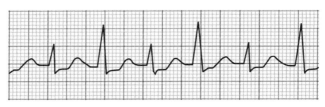

图 7.2 电交替:QRS 波群电压交替改变。

　　–结核;

　　–术后;

❖ 严重器质性心脏病

　　–缺血性心肌病;

　　–弥漫性心肌炎。

全电交替是高度提示中重度心包积液引起的心脏压塞或压迫性心脏压塞。QRS 波群电交替临床上常与心脏扩大、奔马律和左心室失代偿有关。

QRS 电轴异常

净电流的方向形成了 QRS 波群的电轴。在六轴参考系中,正常 QRS 电轴的方向在-30°到+90°之间。

换句话说,QRS 电轴落在六轴参考系中的右下象限。这意味着 QRS 波群的主波在 L₁、

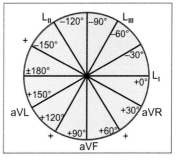

表 7.1　六轴参考系中的 QRS 电轴	
QRS 电轴	**象限**
正常电轴	$-30° \sim +90°$
电轴左偏	$-30° \sim -90°$
电轴右偏	$+90° \sim +180°$
不确定电轴	$-90° \sim -180°$

aVF 导联都是直立的。这也称为"2 拇指直立征"(2 thumbs-up sign)。

QRS 电轴异常：

❖ 电轴右偏；

❖ 电轴左偏；

❖ 不确定电轴。

表7.1显示了六轴参考系用 360°(0°~ +180°和 0°~ –180°)来评价 QRS 电轴。

虽然我们可以通过数学来计算 QRS 电轴，但也可以通过主波在 L_1、aVF 导联的方向来判断。其对应的 QRS 电轴如**表7.2**所示。

表 7.2　L_1、aVF 导联 QRS 电轴			
主波方向		**QRS 象限**	**QRS 电轴**
L_1	*aVF*		
正向	正向	右下	$-0° \sim +90°$
正向	负向	右上	$-0° \sim -90°$
负向	正向	左下	$+90° \sim +180°$
负向	负向	左上	$-90° \sim -180°$

QRS 电轴偏移的原因：

❖ 电轴右偏

–细长体型；

–右心室肥厚；

–左后分支阻滞；

–前侧壁心肌梗死；

–慢性肺疾病；

–房间隔继发孔缺损。

❖ 电轴左偏

–矮胖体型；

–左心室肥厚；

–左前分支阻滞；

–下壁心肌梗死；

–预激综合征；

–房间隔原发孔缺损；

–胸外心脏起搏。

❖ 不确定电轴

–严重右心室肥厚；

–左心室心尖部室壁瘤。

QRS 电轴偏移可以由各种生理性或病理性原因引起。年龄、体型是影响 QRS 电轴的重要因素。

轻度电轴右偏可以见于体型细瘦的儿童和青少年。轻度电轴左偏在肥胖、怀孕或腹水所致的腹部膨隆的成年人中是正常的。

束支与分支阻滞

室内传导系统由希氏束及其分成的左束支和右束支构成。左束支进一步分为左前分支和左后分支。

向下传导的分支之一阻滞导致左心室激动异常,称为分支阻滞。常见的是左前分支阻滞和左后分支阻滞。分支阻滞可以产生明显的 QRS 电轴偏移。

左前分支阻滞时,L_1 导联呈 qR 型,aVF 导联呈 rS 型或电轴左偏(图 7.3A)。

左后分支阻滞时,L_1 导联呈 rS 型,aVF 导联呈 qR 型或电轴右偏(图 7.3B)。

左前分支阻滞(LAHB)可见于:

❖ 高血压所致左心室肥厚;

❖ 主动脉瓣钙化;

❖ 慢性冠状动脉供血不足;

❖ 慢性扩张型心肌病;

❖ 退行性纤维钙化。

左前分支阻滞更常见,常孤立出现。这是因为左前分支细长,只有一条血供,经常受主动脉瓣和室间隔疾病影响。

左后分支阻滞(LPHB)可见于:

❖ 下壁心肌梗死;

❖ 右束支传导阻滞。

左后分支阻滞较少见,很少孤立地发生。这是因为

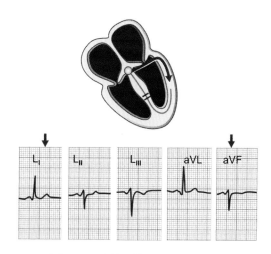

图 7.3A　电轴左偏:左前分支阻滞。

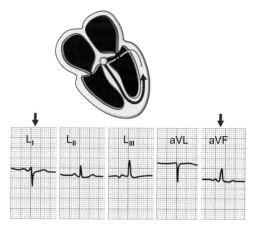

图 7.3B　电轴右偏:左后分支阻滞。

左后分支短、粗,有双重血供,不易受室间隔和主动脉瓣疾病影响。

R 波递增不良

胸导联从 V_1 到 V_6,R 波电压进行性增高。这是因为右心室导联 V_1、V_2 为 rS 型,左心室导联 V_5、V_6 为 qR 型。

从 rS 型到 qR 型的转变通常发生在 V_3、V_4 导联,也称为移行区。

在过渡区域,QRS 波群等电位差,R 波的高度和 S 波的深度基本相等(图 7.4A)。

在水平面向量,QRS 移行区可以左偏或右偏。右侧转位时,移行区变为 V_1、V_2 导联,左侧转位时,移行区变为 V_5、V_6 导联。作为规律,向量移向心室肥厚部位,背离心肌梗死部位。

V_1~V_6 导联 R 波不能进行性升高称为 R 波递增不良(图 7.4B)或左转位。

R 波递增不良的原因:

❖ 慢性肺疾病;

❖ 陈旧性前间隔梗死;

❖ 扩张型心肌病;

❖ 左心室肥厚;

❖ 左束支传导阻滞。

胸导联 R 波递增不良的原因有很多。了解这一点有助于避免过度诊断一些不良事件,如陈旧性心肌梗

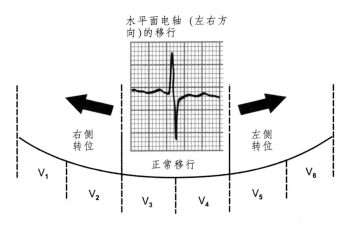

图 7.4A　向量的转位和移行区的偏移。

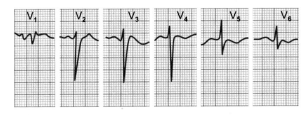

图 7.4B　胸前导联 R 波递增不良。

死。

　　胸导联电极位置放置不当,可以产生明显异常心电图,特别是在处理急症时。

异常Q波

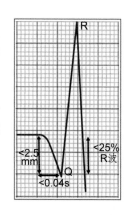

所有心电图导联上都不应出现Q波。当然,在某些导联上可见是正常的,它表示最初室间隔的激动方向与大部分左心室心肌激动方向相反。

生理性Q波见于:

❖ 横位心时的 L_I、aVL导联;

❖ 垂位心时的 L_{III}、aVF导联。

生理性Q波的标准:

❖ 宽度小于0.04s;

❖ 高度小于同导联R波的1/4。

病理性Q波最常见于心肌坏死或心肌梗死。这是冠状动脉被血栓堵塞导致的(**图7.5**)。心肌梗死处产生病理性Q波的机制需要理解,梗死(坏死)后心肌组织

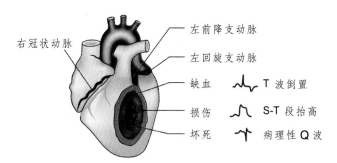

图7.5 心肌梗死部位和心电图改变。

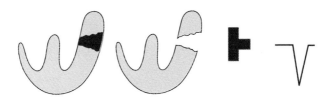

图 7.6 电极放置在透壁性心肌梗死处探测到负向
波,称为电空洞效应。

不能传导电流,不能发生除极。如果电极放在这样的"电
空洞"(Electrical hole)或"无电区"(Void)的上面,探测
到的会是对侧心室壁从心内膜到心外膜的除极。

除极方向背离电极,记录到的波形为负向,称为 Q
波(**图 7.6**)。Q 波后面可以有一个 r 波,或整个是个负向
波,称为 QS 波。

病理性 Q 波符合以下标准:

❖ 宽度大于或等于 0.04s;

❖ 电压大于同导联 R 波的 1/4;

❖ 出现在正常不应出现 q 波的导联上;

❖ 出现在一个以上的导联。

病理性 Q 波很常见,并非都产生于心肌梗死。严重
的可逆性心肌缺血如严重的心绞痛、缺氧、低体温、低血
糖,也可以出现一过性 Q 波。

没有 Q 波也不能排除心肌梗死的可能,如:梗死面
积较小、后壁心肌梗死、右心室心肌梗死、心房梗死、心
电图改变延迟的新发心肌梗死。

Q 波的定位有助于确定心肌梗死的部位,如**表7.3**。

表 7.3 通过 Q 波确定心肌梗死的部位

Q 波位置	梗死部位
V_1, V_2	间隔
V_3, V_4	前壁
V_5, V_6 ,L_I,aVL	侧壁
V_{1-4}	前间隔
V_{3-6},L_I,aVL	前侧壁
V_{1-6},L_I,aVL	广泛前壁
L_I,aVL	高侧壁
L_{II},L_{III},aVF	下壁

R 波异常高大

V_1 导联 r 波电压表示向右侧的电势,V_6 导联的 R 波高度表示左心室电势。正常情况下,V_1 导联 R 波振幅不超过 4mm,V_6 导联不超过 25mm。V_1 导联 R 波高度小于 S 波深度(R/S<1),V_6 导联 R 波高度大于 S 波深度(R/S>1)。

当 V_1 导联 R 波高于 4mm,称为 R 波高大。

V_1 导联 R 波高大的原因有:

❖ 右心室肥厚;

❖ 右束支传导阻滞;

❖ 持续性幼稚型;

❖ 后壁心肌梗死;

❖ 镜像右位心改变;

❖ 预激综合征;

❖ 杜氏肌营养不良症。

V_6 导联 R 波超过 25mm 称为 R 波高大。引起 V_6 导联 R 波高大的原因有:

❖ 左心室肥厚;

❖ 左束支传导阻滞。

右心室肥厚(RVH)

QRS 波群表示心室除极。因此,当右心室心肌增厚时,产生的电势增大,V_1 导联就会出现高大的 R 波。

右心室肥厚的电压标准:

❖ V_1 导联 R 波>4mm;

❖ V_1 导联 R/S>1;

❖ V_6 导联 S 波>7mm;

❖ V_1 导联 R 波+V_6 导联 S 波>10mm。

除电压标准外,右心室肥厚的其他特征有:

❖ QRS 波群电轴右偏;

❖ 右心房扩大:肺型 P 波;

❖ 右心室劳损图形:V_1、V_2 导联 S-T 段压低、T 波倒置(图 7.7)。

右心室肥厚的病因可以分为肺动脉高压和肺动脉狭窄两大类。

❖ 肺动脉高压

－先天性心脏病(室内分流);

－二尖瓣疾病(狭窄或反流);

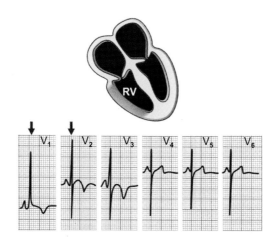

图 7.7 右心室肥厚：V_1 到 V_3 导联 R 波高大，V_4 到 V_6
导联 rS 型。

　　–慢性肺疾病(肺心病)；

　　–原发性肺动脉高压(特发的)。

❖ 肺动脉狭窄

　　–孤立的遗传性肺动脉狭窄；

　　–法洛四联症。

　　肺动脉高压时，血液流入肺循环的阻力增大。肺动脉狭窄时，右心室血流在右心室流出道肺动脉瓣处受到阻碍。

　　右心室肥厚很常见，但并不是导致 V_1 导联 R 波高大的唯一原因，它需要与以下引起 V_1 导联 R 波高大的原因相鉴别。

持续性幼稚型

右心室在儿童时期起主要作用。有时,右心室占主导的形式可以持续到成年期,导致 V_1 导联主波向上。

右束支传导阻滞(RBBB)

右束支传导阻滞时,V_1 导联主波向上,QRS 波群增宽(>0.12s),出现 M 型或 RsR' 的三相波。

后壁心肌梗死

心电图上没有指向后壁的导联。因此,后壁心肌梗死是通过心肌梗死后 V_1 导联出现经典的反向改变来诊断的。

高大的 R 波和向上的 T 波是深 Q 波和倒置 T 波的反向改变, 后壁心肌梗死是 V_1 导联 R 波高大同时 T 波高大直立的唯一原因。

镜像右位心

镜像右位时,由于心脏位于胸腔的右侧,V_1 导联位于左心室上,所以,V_1 导联 R 波最高,向 V_6 导联逐渐递减。

预激综合征

预激综合征时,右胸 V_1、V_2 导联 QRS 波群常直立。预激综合征其他的心电图改变包括:P-R 间期缩短,R 波升支顿挫。

左心室肥厚

QRS 波群表示心室除极。因此,当左心室肥厚时,增厚的心肌产生的电势增加导致 V_5 导联 R 波增高。

左心室肥厚电压标准：

❖ V_1 导联 S 波+V_5 或 V_6 导联 R 波

                   >35mm(Sokolow)；

❖ V_4~V_6 导联 R 波>25mm；aVL 导联 R 波

                   >11mm(Framingham)；

❖ V_3 导联 S 波+aVL 导联 R 波

                男性>28mm(女性>20mm)(Cornell)。

除电压外,左心室肥厚的其他特征有：

❖ QRS 波群电轴左偏；

❖ 左心房扩大：二尖瓣型 P 波；

❖ 左心室劳损图形：V_5、V_6 导联 S-T 段压低、T 波倒置(图 7.8)。

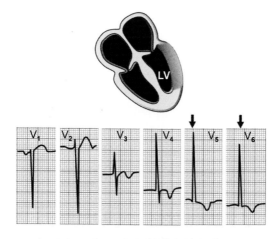

图 7.8 左心室肥厚：V_5、V_6 导联高 R 波，V_1、V_2 导联深 S 波。

左心室肥厚的原因可分为左心室收缩期负荷过重和左心室舒张期负荷过重两大类。

❖ **左心室收缩期负荷过重**

　　–体循环高血压；

　　–主动脉狭窄；

　　　瓣膜狭窄；

　　　瓣下狭窄；

　　–主动脉狭窄；

　　–肥厚型心肌病。

❖ **左心室舒张期负荷过重**

　　–主动脉瓣反流；

　　–二尖瓣关闭不全；

　　–室间隔缺损；

　　–动脉导管未闭。

当收缩期负荷过重时，动脉血流出左心室阻力增加；当舒张期负荷过重时，静脉血回流左心室受阻。

左心室肥厚是 V_6 导联 R 波增高的常见原因，但并不是唯一的原因，需要与其他引起 R 波高大的情况相鉴别。

❖ **电压改变**　左心室肥厚的电压改变可以由高输出量状态导致，如贫血、甲状腺功能亢进、脚气病等。同样的，剧烈运动、强壮的运动员和马拉松赛跑者也可以出现 V_6 导联高大 R 波。

　　然而在这些情形下，电压改变不伴有左心室肥厚的其他心电图改变，如：电轴左偏、劳损图形或二尖瓣 P 波。而且,它们的临床症状也不明显。因此在单纯依靠电压来诊断左心室肥厚时一定要谨慎。

❖ **左束支阻滞**　当左束支阻滞时,V_6 导联 QRS 波增高。QRS 波群增宽(>0.12s),呈现 M 型或 RsR' 的三相波。

❖ **左心室舒张期负荷增加**　当左心室肥厚或收缩期负荷增加时,前面没有 Q 波的高大 R 波常伴随着 S-T 段压低和 T 波倒置,称为左心室劳损图形。

　　左心室舒张期负荷过重与收缩期负荷过重有着一些细微的差别。当舒张期负荷过重时,高大的 R 波之前有一个深窄的 Q 波,之后伴随着一个直立高大的 T 波。

异常深 S 波

　　S 波在 V_1 导联代表左心室激动, 在 V_6 导联代表右心室激动。正常情况下,V_1 导联 S 波深度大于 r 波的高度。在 V_6 导联 s 波比 R 波小很多,深度不超过 7mm。

　　在 V_1 导联,如果 S 波比 R 波小,R/S 大于 1,提示右心室优势或肥厚(图 7.7)。如果 V_1 导联 S 波电压加上 V_6 导联 R 波电压超过 35mm,提示左心室肥厚(图 7.8)。

　　V_1 导联包含了大量心室肥大的信息。

　　❖ 左心室肥厚:深 S 波,小 r 波。

❖ 右心室肥厚:高 R 波,小 s 波。

❖ 左心房扩大:P 波终末部分增大。

❖ 右心房扩大:P 波起始部分增大。

宽大的 QRS 波群

QRS 波群代表了整个心室肌的除极。由于左右心室同步除极,水平轴上,正常 QRS 波群的宽度在 0.04~0.08s(1~2 个小格)之间。

如果 QRS 波群宽度大于 0.08s,意味着两心室激动不同步或室内传导减慢。QRS 波群增宽的原因有:

❖ 束支传导阻滞

－右束支传导阻滞;

－左束支传导阻滞。

❖ 室内传导异常

－抗心律失常药物等,例如,胺碘酮;

－电解质紊乱等,例如,高钾血症;

－心肌疾病等,例如,心肌炎。

❖ 心室提前激动

－预激综合征;

－LGL 综合征。

❖ 宽 QRS 心律失常

－室上性心动过速伴差异性传导;

－心房颤动伴旁路前传的心动过速。

据 QRS 波群的宽度,QRS 波群变宽的原因有:

❖ QRS 波群宽度在 0.09~0.10s；

　　–左前分支或左后分支阻滞；

　　–部分室内差异性传导。

❖ QRS 波群宽度在 0.11~0.12s

　　–不完全性束支阻滞；

　　–室内差异性传导；

　　–心室预激综合征。

❖ QRS 波群宽度>0.12s

　　–束支阻滞；

　　–宽 QRS 心律失常。

束支阻滞

束支阻滞是指希氏束左右分支之一传导延迟或阻滞。可以分为右束支阻滞或左束支阻滞。束支阻滞使相应的心室激动延迟。右束支阻滞使右心室激动延迟,左束支阻滞使左心室激动延迟。阻滞的心室不通过传导系统而通过心室肌缓慢除极。

不完全束支阻滞 QRS 波群宽度在 0.11~0.12s 之间, 而完全性束支传导阻滞 QRS 波群宽度大于 0.12s。束支分支阻滞会形成一个双峰的 RSR' 或 M 波形。心室的 QRS 波群不同步产生两个连续的 R 波。

当右束支传导阻滞时,V_1 导联呈 RSR' 形,R' 波代表右心室除极延迟(图 7.9)。左束支传导阻滞时,V_6 导联呈 M 形,R 波切迹代表了左心室延迟除极(图 7.10)。RSR' 波群后的 S-T 段压低和 T 波倒置构成了束支传导

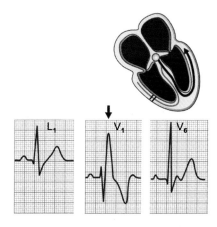

图 7.9　右束支阻滞:V_1 导联 M 型,L_4、V_6 导联 S 波粗顿。

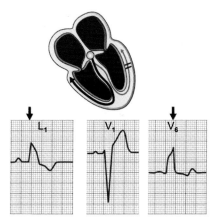

图 7.10　左束支阻滞:L_4、V_6 导联 M 型,V_1 到 V_4 导联宽 QS 波群。

阻滞的继发性改变。

　　束支传导阻滞常提示有器质性心脏病, 尤其是左束支传导阻滞。然而正常人中也可以出现右束支传导阻滞。左束支传导阻滞原因有：

- ❖ 心肌梗死(新发或陈旧性)；
- ❖ 体循环高血压(长期)；
- ❖ 主动脉瓣疾病(钙化狭窄)；
- ❖ 心肌病(或急性心肌炎)；
- ❖ 纤维化钙化性疾病(退行性变)；
- ❖ 心脏外伤(外伤或手术)。

除上述原因以外引起右束支传导阻滞的原因有：

- ❖ 房间隔缺损；

   继发孔缺损：不完全性右束支传导阻滞；

   原发孔缺损：右束支传导阻滞+左前分支阻滞；

- ❖ 急性肺栓塞；
- ❖ 致心律失常性右心室发育不良；
- ❖ 慢性肺疾病。

右束支传导阻滞不会使 QRS 波群变形，只是 V_1、V_2 导联其末尾多了一个 R'波，L_1、V_6 导联其末尾多了一个粗顿的 S 波。然而，左束支传导阻滞彻底改变了 QRS 波群的形状。因此，当合并右束支传导阻滞时还可以诊断心肌梗死，而合并左束支传导阻滞时就非常困难了。当合并左束支传导阻滞时诊断心肌梗死的标准是：

- ❖ L_1、aVL、V_5、V_6 导联出现 Q 波；
- ❖ V_5、V_6 导联出现 S 波；
- ❖ T 波直立与 QRS 波形一致；
- ❖ S-T 段下移>5mm，与 QRS 波群不一致。

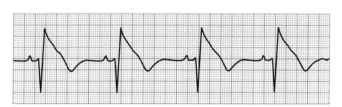

图 7.11 Brugada 综合征：V_1 导联 rSR' 形状；rSR' 宽度
正常；S-T 段抬高；T 波倒置。

Brugada 综合征

Brugada 综合征在 V_1 导联呈 rSR' 型，S-T 段呈马鞍
状，T 波倒置，它与右束支传导阻滞的形状有一些相似
(图 7.11)。但是与右束支传导阻滞不同的是，rSR' 波宽
度小于 0.12s，L_1、V_6 导联没有粗顿的 S 波。

Brugada 综合征是一种少见的遗传性疾病，是钠离
子通过右心室离子通道转运发生异常导致的。这种患者
易因室性心动过速出现发作性晕厥，或因心室颤动突发
心脏骤停。Brugada 综合征的基因缺陷可以存在于家庭
成员中的许多人中(常染色体显性遗传)，属于家族性恶
性室性心律失常，需要植入埋藏性心脏除颤器。

Brugada 综合征是一组遗传性离子通道疾病，占心
源性猝死的 5%~10%。其他的离子通道病变有：长 Q-T
间期综合征和儿茶酚胺能室性心动过速。

致心律失常性右心室发育不良

致心律失常性右心室发育不良产生一个不完全性

右束支传导阻滞图形,QRS 波群后一个 Epsilon 波,V_1 导联最为常见。右胸前导联 $V_1 \sim V_4$ 导联 T 波倒置。

由于右心室心肌组织部分被纤维脂肪组织所代替,超声心动图可见右心室运动障碍区域出现轻度扩张。致心律失常性右心室发育不良需要靠核磁共振成像(MRI)来确诊。心电图示这些患者易发生多形性室性心律失常。这些患者需要终身服用美托洛尔或植入心脏除颤器来预防心律失常的发生。

急性肺栓塞

肺栓塞引起的肺源性心脏病是右束支传导阻滞的首要病因。急性肺栓塞的心电图特征是:

❖ 窦性心动过速(不变);

❖ 心房颤动(偶发);

❖ 不完全或完全性右束支传导阻滞;

❖ $V_1 \sim V_3$ 导联 T 波倒置;

❖ P 波高尖—肺型 P 波;

❖ $S_1Q_3T_3$ 图形;

    L_1 导联 S 波明显;

    L_{III} 导联明显;

    L_{III} 导联 T 波倒置。

慢性肺疾病

慢性阻塞性肺病(COPD)合并肺心病也可以引起右束支传导阻滞。COPD 的心电图特征是:

❖ QRS 波群低电压；

❖ 右心室肥厚；

❖ 右心房扩大；

❖ QRS 电轴右偏；

❖ 心房颤动或多源性房性心动过速。

室内差异性传导

室内差异性传导是指束支末梢的浦肯野系统传导延迟或阻滞。由于心室肌通过普通心室肌而不是通过专门的传导组织激动,所以会使 QRS 波群增宽。我们已经知道,抗心律失常药物,电解质紊乱或原发性心肌疾病都可以引起室内差异性传导。

抗心律失常药物如胺碘酮可以使 QRS 波群增宽。基线值增宽超过 25% 提示药物中毒。

抗心律失常药物的其他影响:

❖ S-T 段压低,T 波倒置;

❖ Q-T 间期延长;

❖ U 波显著(图7.12)。

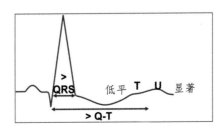

图 7.12　胺碘酮的影响。

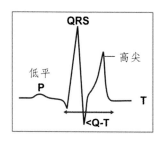

图 7.13 高钾血症的影响。

严重的高钾血症(血钾超过 9mEq/L)可以导致 QRS 波群高大畸形。

高钾血症的其他心电图表现:

❖ T 波高尖;

❖ Q-T 间期延迟;

❖ P 波低平(**图7.13**)。

主要影响心肌的疾病如心肌病或心肌炎可以使 QRS 波群变形和增宽。波群低电压可以引起胸导联 R 波递增不良。

预激综合征

预激综合征是指激动从心房通过旁路或异常传导束(Kent 束)绕过房室结传导到心室。

激动沿异常通路下传导致心室提前激动,也称为预激,因为房室结延迟消失。冲动通过正常通路下传落后于预激。预激综合征的心电图表现是:

❖ **QRS 波群增宽** 旁路提前激动和正常心室激

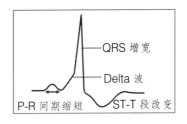

图 7.14　预激综合征。

动共同形成了宽大的 QRS 波;

❖ **Delta 波**　心室提前激动会在 R 波的升支形成
一个小粗顿波,称为 Delta 波;

❖ **P-R 间期缩短**　P-R 间期缩短是因为心室除极
在 P 波后发生较早,没有经过房室延迟;

❖ **ST-T 改变**　S-T 段压低,T 波倒置是异常 QRS
波群的继发性改变(图7.14)。

预激综合征的临床特点在于一个事实,即容易诱发
某些特定的心律失常,比如阵发性室上速、心房颤动,甚
至室性心动过速。预激综合征易与某些心脏病相混淆,
例如:

❖ Delta 波与 R 波分离,类似于束支传导阻滞;

❖ V₁ 导联 R 波占优势,类似右心室肥厚;

❖ Delta 波倒置及 ST-T 改变类似于心肌梗死;

❖ 房室折返性心动过速经旁路前传可能与室性心
动过速相混淆。

8 T 波异常

正常 T 波

T 波是心室快速复极产生的，位于 QRS 波群之后。正常 T 波符合以下标准：

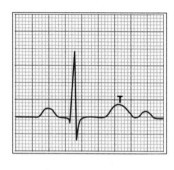

- ❖ 大多数导联直立（aVR、L_{III}、V_1 导联除外）；
- ❖ T 波在 V_6 导联比 V_1 导联高，在 L_I 导联比 L_{III} 导联高；
- ❖ 肢体导联 T 波高度不超过 5mm，胸导联 T 波高度不超过 10mm。

T 波倒置

T 波是心电图上最不稳定的部分。T 波极性改变或 T 波倒置是最常见的心电图异常。T 波高度减低或低平的意义与 T 波倒置相似。T 波倒置常合并 S-T 段压低，合称为 ST-T 改变。

T 波是不稳定的,可以由多种病因引起。T 波倒置可分为:

非特异性原因

❖ 生理性状况

–大量进食;

–吸烟;

–焦虑;

–心动过速;

–过度换气综合征。

❖ 心外因素

–体循环:出血,休克;

–颅脑:脑血管意外;

–腹腔:胰腺炎,胆囊炎;

–呼吸:肺栓塞;

–内分泌:甲状腺功能减退。

特异性原因

❖ 原发性病变

–药物:洋地黄,奎尼丁;

–代谢:低钾血症,低体温;

–心肌病变:心肌病,心肌炎;

–心包:心包炎,心包积液;

–心肌缺血:冠状动脉供血不足,心肌梗死。

❖ 继发性病变

–心室肥厚;

–束支传导阻滞;

–预激综合征。

T 波用于诊断缺乏特异性。由于 T 波倒置可以由一些生理性原因和心脏病以外的因素引起,因此一定要结合一些临床数据来看待 T 波倒置。

只通过心电图来诊断心肌缺血一定要十分谨慎。当存在上腹部或呼吸系统疾病时,T 波倒置一定要仔细分析,因为心电图上的改变易于心脏病时相混淆。

脑血管意外如脑血栓或颅内出血可能与 T 波倒置有关,原因如下:①由于动脉粥样硬化危险因素的存在,可能同时伴有冠状动脉疾病;②神经源性应激反应导致中风可能引起急性高血压和冠状动脉痉挛;③动脉瘤中形成的左心室附壁血栓可能是颅脑栓子的来源。

心血管药物如洋地黄和胺碘酮可以引起 T 波倒置和 S-T 段压低。应用洋地黄时,S-T 段和 T 波的改变呈反向对勾样图形(图 8.1A)。

当这些改变仅局限于 V_5、V_6 导联时,提示应用洋地黄。当存在于大多数导联时,提示洋地黄中毒。

抗心律失常药物也能引起 T 波倒置和 S-T 段压低,但与洋地黄不同,它们也能使 QRS 波群增宽和 Q-T 间期延长(图 8.1B)。

低钾血症是引起 T 波改变的重要原因。发生低钾血症时,T 波会变低,扁平或倒置。这与 T 波后突出的 U 波有关(图 8.2A)。低的 T 波与突出的 U 波形成驼峰样改变,扁平 T 波与突出的 U 波会形成 Q-T 间期延长的假象(图 8.2B)。

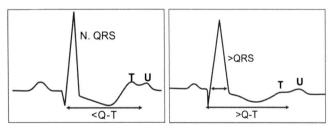

图 8.1A　洋地黄的影响。　　　图 8.1B　胺碘酮的影响。

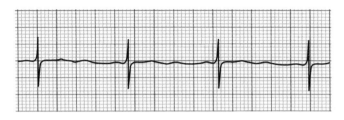

图 8.2A　低钾血症对 T 波的影响。

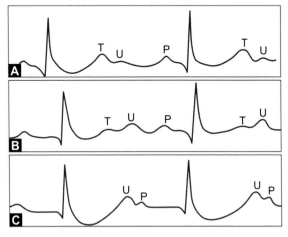

图 8.2B　进行性低钾血症的影响。

低钾血症的原因有:饮食缺钾,呕吐或腹泻带来的胃肠道丢失,还有利尿或激素治疗。应用利尿剂的患者出现低钾血症非常容易发生洋地黄中毒,引起快速性室性心律失常如尖端扭转性室性心动过速。

低钾血症的临床表现有:疲劳、下肢抽筋和神经肌肉麻痹。低钾血症的治疗主要是通过饮食、药物或治疗潜在疾病的补钾治疗。

心肌的原发病如心肌病和急性心肌炎可以使 T 波倒置和 S-T 段压低。这些改变常合并 QRS 波群增宽,多由室内差异性传导引起。

在心肌炎急性期,S-T 段抬高,T 波直立。一旦 S-T 段回落到基线后,T 波会变成倒置并持续很长一段时间。

心包积液时,T 波倒置常合并 QRS 波群低电压。甲状腺功能减退时也会出现相似的波形。不同的是,心包积液会引起心动过速,而甲状腺功能减退会引起心动过缓。

在临床上,冠状动脉病变合并心肌缺血或心肌梗死是引起 T 波倒置最重要的原因。急性冠状动脉供血不足是可以产生 S-T 段压低和 T 波倒置(图 8.3)。非 Q 波型心肌梗死也可以出现相似的图形。

这两种情况是可以区分的。急性冠状动脉供血不足时,胸痛时间短,心肌酶正常,治疗后心电图很快恢复正常。非 Q 波型心肌梗死时,胸痛时间延长,心肌酶升高,心电图改变持续时间较长。

在 Q 波型心肌梗死时,T 波倒置合并 S-T 段弓背向上抬高(图 8.3)。而心包炎时,当 S-T 段基本回落时,T

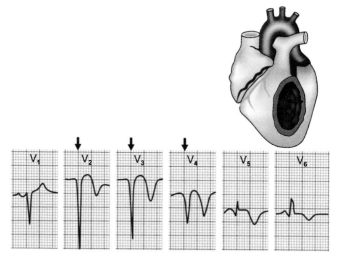

图 8.3 急性广泛前壁心肌梗死涉及的时相：V_1 到 V_4
导联 QS 型；V_5 到 V_6 导联 qR 型。

波才发生倒置。

　　缺血性心脏病(冠状动脉供血不足或心肌梗死)的倒
置 T 波有一些独有的特征：双肢对称的高尖 T。心肌缺血
时倒置 T 波的左侧和右侧是彼此的镜像改变(图 8.4)。

　　心肌缺血的细微证据是 T 波在 V_1 导联比 V_6 导联
高，在 L_I 导联比 L_{III} 导联低(图 8.5)。

　　一些合并 QRS 形态异常的疾病也可以出现 QRS
波群直立，而 T 波倒置。有 3 个经典例子是：心室肥厚，
束支阻滞和预激综合征。

　　这些情况中的 T 波倒置是继发于心室除极异常或
室内传导异常，称为继发性 T 波倒置。

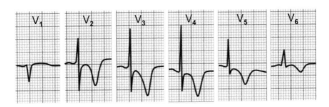

图 8.4　急性非 Q 波前壁心肌梗死:S-T 段下移；对称
　　　　的倒置 T 波。

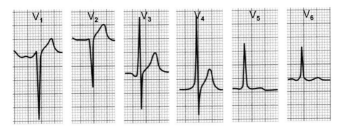

图 8.5　冠状动脉供血不足:V_1 导联 T 波高于 V_6 导联
　　　　T 波。

继发性 T 波的特征是:不对称,远肢比近肢陡,尖部
顿(图 8.6)。

左心室肥厚时,倒置 T 波一个长缓的上坡急转向下
回到基线,使 T 波不对称。

继发于左心室肥厚的 T 波出现在 R 波高大的导联
中。如果再合并 S-T 段压低就构成了收缩期负荷过重或
心室劳损的波形(图 8.7A)。

巨大倒置的 T 波多见于心尖部局限性肥厚的肥厚型
心肌病(图 8.7B)。深倒的 T 波也见于颅内出血后的患者。

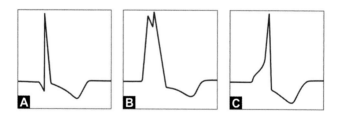

图 8.6　继发性 T 波倒置的原因：(A)心室肥厚；(B)束
支阻滞；(C)预激综合征。

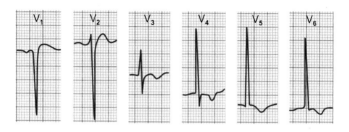

图 8.7A　左心室肥厚合并劳损：S-T 段压低；T 波倒置。

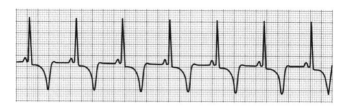

图 8.7B　心尖肥厚型心肌病：巨大倒置的 T 波。

束支阻滞时,T波通常与QRS波相反,构成了继发性T波倒置。如果QRS波正向,而T波直立,必须要意识到合并心肌缺血。

预激综合征时,产生宽大直立波形导联的T波是倒置的。它表示心室提前激动的异常复极。

心电图上几乎所有导联T波均倒置,通常是由于非特异性原因,如代谢异常或影响心肌或心包的弥漫性疾病。引起特异性导联的部分T波倒置的特异性病因有:

❖ L_1、aVL、V_5、V_6导联

 –侧壁心肌缺血/心肌梗死;

 –左心室肥厚;

 –左束支阻滞;

 –洋地黄作用或中毒。

❖ V_1、V_2、V_3导联

 –前间隔心肌缺血/心肌梗死;

 –右心室肥厚;

 –右束支传导阻滞;

 –A型预激综合征;

 –持续性幼稚型;

 –急性肺栓塞;

 –致心律失常性右心室发育不良。

❖ L_{II}、L_{III}、aVF导联

 –下壁心肌缺血/心肌梗死;

 –二尖瓣脱垂。

T 波高大

T 波在肢体导联超过 5mm, 胸导联超过 10mm 称为 T 波高大。

T 波增高的原因有:

❖ 高钾血症(图8.8);

❖ 心肌缺血/损伤;

   –超急性心肌梗死;

   –变异型心绞痛。

高钾血症是最经典的引起 T 波增高的因素。高钾血症的 T 波是高尖对称的,基底部窄,被称为"帐篷 T"波

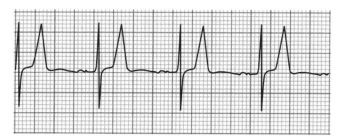

图 8.8A　高钾血症的 T 波改变。

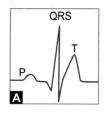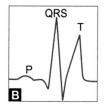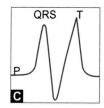

图 8.8B　进行性增高的高钾血症的影响。

(图 8.8A)。

高钾血症的其他心电图表现(图 8.8B)与血钾值的高低有关,可分为:

(1)血钾>6.8mEq/L;

　　高尖 T 波

　　Q-T 间期延长

(2)血钾>8.4mEq/L;

　　P 波低/缺失

(3)血钾>9.1mEq/L。

　　宽大,畸形 QRS

　　房室阻滞和心率失常

高钾血症的常见原因有:肾衰竭,肾上腺功能减退,代谢性钾中毒和钾摄入过量。高钾血症在临床上的重要性在于致死性心律失常。

高钾血症严重到可以引起心电图上肉眼可见的改变最常见于肾衰竭。肾衰竭常见的临床表现是尿毒症:高血压,液体潴留,贫血和少尿。

高钾血症治疗包括:无钾饮食,输注含胰岛素的葡萄糖,输注碳酸氢盐中和酸中毒,用阳离子丙烯酸树脂类结合钾离子,严重情况下可行血液透析。

在心肌梗死超急性期,S-T 段随着高 T 波抬高,T 波的近肢与抬高的 S-T 段相连(图 8.9)。

超急性期过后会发生一系列的心电图衍变:Q 波形成,S-T 段回落和 T 波倒置。由于冠状动脉闭塞后继发心肌坏死,血清心肌酶(CPK,SGOT)升高。

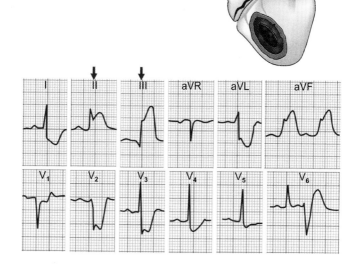

图 8.9 急性下壁心肌梗死,超急性期:L_{II}、L_{III}、aVF 导联 S-T 段抬高;相反 I、aVL 导联 S-T 段压低。

有一种心绞痛称为变异型心绞痛,心肌缺血的原因不是冠状动脉血栓,而是冠状动脉痉挛。这种血管痉挛型心绞痛的心肌缺血事件心电图的改变与心肌梗死超急性期出现的 S-T 段抬高和 T 波高尖相似(图 8.9)。

不同之处在于心电图不会继续演变而是迅速恢复。由于不会发生心肌坏死,所以不会出现 Q 波,心肌酶不高。

　　由于变异型心绞痛的机制是血管痉挛,因此发生痉挛的血管可以从心电图上发生的改变得以推测出,如表8.1所示。

　　当存在冠状动脉供血不足时,T波可以变高大。此时高大的T波可以与高钾血症T波不同,即它是基底部宽,Q-T间期延长。而在高钾血症时,T波基底部窄,"帐篷样",Q-T间期缩短。

表 8.1　冠状动脉痉挛与对应心电图改变导联之间的关系	
冠状动脉痉挛部位	心电图发生改变的导联
左前降支动脉	V_1,V_2,V_3,V_4
左回旋支动脉	L_I,aVL,V_5,V_6
右冠状动脉	L_{II},L_{III},aVF

U 波异常

U 波是由心室内浦肯野系统延迟复极产生的，位于代表大部心室肌复极的 T 波之后。正常 U 波符合以下标准：

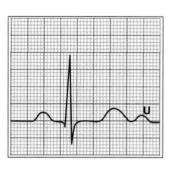

- ❖ 直立；
- ❖ 比 T 波小。

U 波不容易发现，当发现时最好通过胸前导联 V_2 到 V_4 来分析。当 Q-T 间期缩短时，U 波可以与前面的 T 波分开来容易被发现。当心率减慢时，T 波可以与后面的 P 分开来容易被发现。

U 波显著

当 U 波增大接近 T 波的大小时称为显著的 U 波（图 9.1）。引起 U 波显著的原因有：

- ❖ 低钾血症和高钙血症；
- ❖ 心血管药物，如洋地黄；

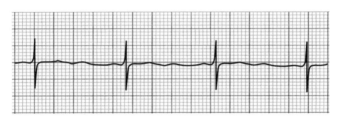

图 9.1　低钾血症引起显著 U 波。

❖ 精神药物,如,三环类抗抑郁药;

❖ 遗传性长 Q-T 间期综合征;

❖ 早期复极综合征。

低钾血症时, 低 T 波和其后的突出 U 波形成驼峰型,T 波低平时, 容易将 Q-U 间期误作 Q-T 间期错误地认为 Q-T 间期的延长。

某些心血管药物和精神类药物可以引起 U 波突出。了解这点可以避免误诊成低钾血症和 Q-T 间期延长。

U 波倒置

U 波极性相反称为 U 波倒置(**图 9.2**)。引起 U 波倒置的原因有:

❖ 缺血性心脏病;

❖ 左室舒张期负荷过重。

U 波倒置可以被当做是心肌缺血或心室劳损的标志。当 U 波倒置由心肌缺血引起时,常合并 S-T 段和 T 波改变。有时,U 波倒置可以单独发生,不合并 ST-T 改变。

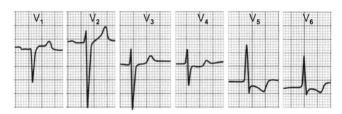

图 9.2 心肌缺血引起的 U 波倒置。

左室负荷过重可以是收缩性和舒张性的。U 波倒置发生在舒张性(容量性)过负荷。这与左室导联 V_5、V_6、L_1、aVL 导联高 QRS 波群相关。S-T 段压低和 T 波倒置的劳损图形只见于收缩性(压力)负荷过重。

P-R段异常

所有心电图的波动都在称作等电位线的基线上下波动。主要的等电位线位于一个周期的 T 波或 U 波与下周期的 P 波之间。

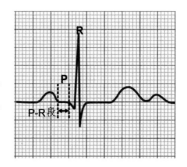

P 波的终点和 QRS 波群的起点间的等电位线称为 P-R 段。它代表了房室结的传导延迟。正常情况下,P-R 段与等电位线主段位于同一水平线。

P-R 段电势改变表现为 P-R 段压低。P-R 段长度的改变反映了 P-R 间期宽度的改变。

P-R 段压低

P 波是心房除极产生的。Ta 波是心房复极产生的。正常情况下 Ta 波是看不见的,因为它与更大的 QRS 波群重叠并埋藏其中。Ta 波突出造成 P-R 段压低 (图 10.1)。

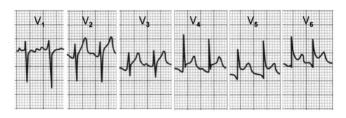

图 10.1　急性心包炎引起的 P-R 段压低。

P-R 段压低的原因包括：
❖ 继发性原因
　–窦性心动过速；
　–心房扩大。
❖ 原发性原因
　–急性心包炎；
　–心房梗死；
　–胸壁创伤。

继发于显著窦性心动过速的 P-R 段压低没有独立的临床相关性。P-R 段压低作为心房扩大的诊断标准，其敏感性低。

急性心包炎是 P-R 段压低的常见原因。心肌梗死时，仅发生于心房的心肌梗死才会出现 P-R 段压低。因此可用于鉴别急性心包炎与急性心肌梗死。

意外事故或外科手术所致胸壁创伤也会导致 P-R 段压低。胸壁贯穿性损伤或心外科手术后出现的 P-R 段压低是由于伴发心包炎或心房损伤引起。

S-T 段异常

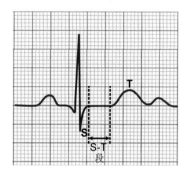

所有心电图变化发生在一条参考基线上下，这条基线称为等电位线。等电位线的主要部分介于心动周期的 T 波(或 U 波)和下一个心动周期的 P 波之间。

S 波终末(J 点)和 T 波起始之间的等电位线称为 S-T 段,代表心室复极的平台期。正常情况下,S-T 段与等电位线的主要部分在同一水平上。

S-T 段潜在异常表现为相对于基线压低或抬高。S-T 段长度的异常反映 Q-T 间期时限的变化。

S-T 段压低

S-T 段比基线压低>1.0mm 称为 S-T 段显著压低。由于 S-T 段压低通常与 T 波倒置相关,二者常合称为 ST-T 改变。

S-T 段压低的原因包括：

非特异性原因

❖ 生理状态

　　–焦虑；

　　–心动过速；

　　–过度换气。

❖ 非心脏疾病

　　–系统性原因,如出血、休克；

　　–颅脑,如脑血管意外；

　　–腹部,如胰腺炎、胆囊炎；

　　–呼吸系统,如肺栓塞。

特异性原因

❖ 原发性改变

　　–药物,如洋地黄、奎尼丁；

　　–代谢,如低钾血症、低体温；

　　–心肌,如心肌病、心肌炎；

　　–缺血,如冠心病、心肌梗死。

❖ 继发性改变

　　–心室肥厚；

　　–束支阻滞；

　　–预激综合征。

　　S-T 段压低缺乏诊断的特异性。某些生理状态和非心脏疾病均能导致 S-T 段压低,因此应基于临床表现分析心电图的异常改变。

　　不应仅凭心电图标准诊断心肌缺血。S-T 段压低而

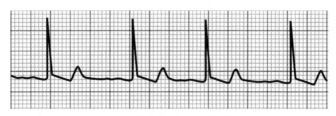

图 11.1　洋地黄对 S-T 段的影响。

临床表现不支持相关心脏疾病时,应该考虑上腹部和呼吸系统疾病。

　　洋地黄能够产生多种以 S-T 段压低为主要表现的心电图异常。压低的 S-T 段形态可以呈现反向对勾样图形(∨)(图 11.1)。

　　当这些表现局限于 V_5、V_6 导联,提示应用了洋地黄。见于多数导联可能为洋地黄中毒。

　　低钾血症可引起 S-T 段压低(图 11.2),但比较显著的异常是:

　　❖ T 波低平;

　　❖ 显著的 U 波;

　　❖ P-R 间期延长;

　　❖ Q-U 间期延长。

　　心肌的主要病变如心肌病和急性心肌炎产生 S-T 段压低和 T 波倒置。这些改变通常与室内阻滞引起的宽 QRS 波群相关。

　　临床工作中,冠心病是 S-T 段压低最重要的原因。S-T 段压低的程度(>1mm)通常与冠状动脉缺血的严重程度相关(图 11.3)。

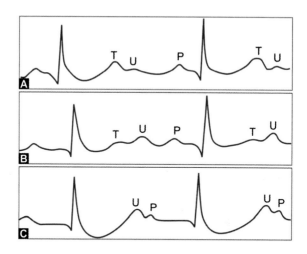

图 11.2　低钾血症逐渐加重的影响。

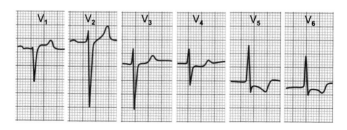

图 11.3　心绞痛后侧壁缺血改变;S-T 段压低;T 波倒置。

除压低表现外,随心肌缺血程度加重 S-T 段形态随之改变,各种类型见图 11.4。

急性冠状动脉缺血,S-T 段可有凸形或凹形表现。改变可见于数个导联,与局灶心肌梗死引起的局部改变不同。急性非 Q 波心肌梗死也可以产生特征性心电图改

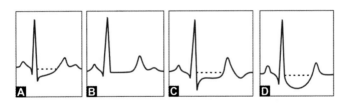

图 11.4　随心肌缺血程度加重 S-T 段压低的各种表现：(A)仅 J 点压低(上斜型 S-T 段)；(B)水平型 S-T 段　(ST-T 连接点尖锐)；(C)S-T 段水平压低(水平型 S-T 段压低)；(D)下斜型压低(马鞍样 S-T 段)。

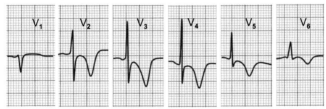

图 11.5　急性非 Q 波前壁心肌梗死：S-T 段呈凸形改变；T 波倒置。

变(图 11.5)，但具有如下差异：

❖ 胸痛病史更长；

❖ 心肌酶升高(如 CPK)；

❖ 一系列心电图存在 ST-T 改变。

急性 Q 波心肌梗死，心电图导联定位面向梗死部位表现为 S-T 段抬高，面向非梗死面的导联可以表现为 S-T 段压低。

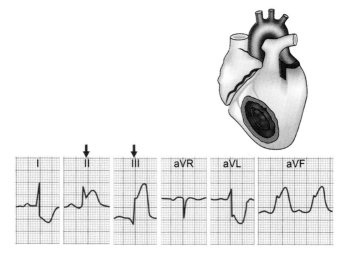

图 11.6　急性下壁心肌梗死超急性期心电图表现：Ⅱ、
　　　　Ⅲ、aVF 导联 S-T 段抬高；Ⅰ、aVL 导联 S-T 段
　　　　压低。

例如，下壁心肌梗死引起 Ⅱ、Ⅲ、aVF 导联 S-T 段抬高，而 Ⅰ、aVL 导联 S-T 段压低（图 11.6）。

S-T 段压低是运动试验阳性的一条最有用的诊断标准。运动试验的阳性程度（轻度、中度或重度）可以从 S-T 段的如下参数进行评估。

❖ S-T 段压低的程度

S-T 段压低的幅度越大，运动试验阳性分级越高。压低≥3mm 表明重度冠状动脉病变。

❖ S-T 段压低

增加诊断特异性的 S-T 段压低的类型包括：

–S-T 段快速上升；

　　　　–S-T 段缓慢上升；

　　　　–S-T 段水平型压低；

　　　　–S-T 段下斜型压低。

❖ S-T 段压低出现的时间

　　　　运动阶段,S-T 段压低出现得越早则阳性分级越重。运动的第一阶段出现 S-T 段压低说明冠状动脉病变严重。

　　与异常 QRS 波形态相关的情况也可能引起 QRS 波直立的导联出现 S-T 段压低。3 种典型的情况是心室肥厚、束支阻滞和预激综合征。这些情况下的 S-T 段压低是继发于心室除极异常或室内传导异常,被称为继发性S-T 段压低。

　　继发性 S-T 段压低可以通过 T 波的形态与心肌梗死引起的原发性 S-T 段压低相鉴别。梗死性 T 波对称、高尖,而继发性 S-T 段压低的 T 波为不对称、宽钝(图11.7)。

S-T 段抬高

　　与基线相比,S-T 段抬高>1mm 为 S-T 段显著抬高。S-T 段抬高的原因有:

❖ 冠心病;

　　–心肌梗死;

　　–变异型心绞痛;

　　–心肌梗死后综合征;

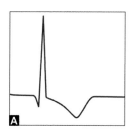 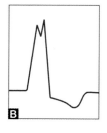 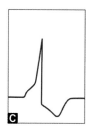

图 11.7　继发性 S-T 段压低的原因:(A)心室肥大;(B)束
支阻滞;(C)预激综合征。

❖ 急性心包炎;

❖ 室壁瘤;

❖ 早复极。

急性心肌梗死是最常见也是临床最主要的引起 S-T
段抬高的原因(S-T 段抬高性心肌梗死)。心肌梗死超急
性期,S-T 段斜行抬高与 T 波近端相连。该阶段,T 波直
立,Q 波未出现。进展期, 抬高的 S-T 段转变为弓背向
上,T 波对称性倒置,Q 波出现,R 波振幅有所减低 (图
11.8)。

心肌梗死发生的时间与各阶段心电图改变相关:

❖ 急性期　　　0~6 小时

❖ 近期　　　　7 小时~7 天

❖ 进展期　　　8~28 天

❖ 愈合期　　　>29 天

S-T 段抬高的导联决定于心肌梗死部位,见表11.1。

除 S-T 段抬高外,心肌梗死的其他心电图特点包括:

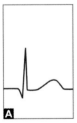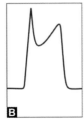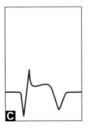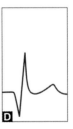

图 11.8　急性心肌梗死分期：(A)正常 QRS-T；(B)超急
性性；(C)全面进展期；(D)稳定期。

表 11.1　从心电图导联定位心肌梗死部位	
S-T 段抬高的导联	**心肌梗死定位**
V_1~V_4	前间隔
V_1, V_2	间隔
V_3, V_4	前壁
L_1, aVL	高侧壁
V_5~V_6, L_1, aVL	侧壁
V_3~V_6, L_1, aVL	前侧壁
V_1~V_6, L_1, aVL	广泛前壁
L_{II}, L_{III}, aVF	下壁
V_3R, V_4R	右心室

❖ T 波对称倒置；

❖ Q 波；

❖ R 波幅度减少；

❖ 定位改变；

❖ 其他导联 S-T 段压低；

❖ 心律失常和传导障碍；

❖ 心电图改变的一系列进展。

心肌梗死心电图表现的决定因素：

❖ 心肌梗死时间：超急性期或者近期；

❖ 心肌梗死类型：透壁或心内膜下；

❖ 心肌梗死部位：前壁或下壁；

❖ 基础异常：左束支阻滞，左心室肥厚或预激综合征。

心电图改变和临床表现差异的原因：

❖ 回旋支病变；

❖ 衰减现象；

❖ 冬眠心肌；

❖ 机械并发症。

变异型心绞痛的心电图改变与心肌梗死超急性期相似，区别如下：

❖ 心电图改变消失迅速并且无一系列演变；

❖ 血清心肌酶水平正常。

变异型心绞痛发生的基础是冠状动脉痉挛而非冠状动脉血栓形成。冠状动脉内麦角新碱激发试验可以诱发冠状动脉痉挛。通过 S-T 段抬高的导联可以推测发生痉挛的冠状动脉（**表 11.2**）。

除了急性心肌梗死，S-T 段抬高的另一个常见原因是急性心包炎。由于这两种情况都与胸痛有关，因此考虑到心肌梗死的严重性，鉴别二者至关重要。

急性心包炎与急性心肌梗死鉴别的心电图特点（**图 11.9**）包括：

表 11.2　S-T 段抬高的导联与冠状动脉痉挛定位	
S-T 段抬高的导联	**痉挛的冠状动脉**
V_1, V_2, V_3, V_4	左前降支
V_5, V_6, L_I, aVL	左回旋支
L_{II}, L_{III}, aVF	右冠状动脉

❖ S-T 段抬高呈水平形或凹面向上；

❖ S-T 段抬高几乎见于所有导联；

❖ T 波直立；

❖ 任何阶段都不会出现 Q 波；

❖ R 波振幅不变；

❖ P-R 段压低；

❖ 无对应导联 S-T 段压低；

❖ 绝大多数发生窦性心动过速；

❖ 心律失常和传导障碍不常见；

❖ 心电图改变不会进一步发展，反而会快速恢复。

在急性心肌梗死恢复阶段，有时会出现 S-T 段再次抬高，有 3 种可能的解释：

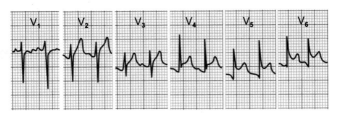

图 11.9　急性心包炎：马鞍形 S-T 段抬高。

❖ 第一，可能是由于再梗死，合并心肌酶升高，需
  要介入治疗；

❖ 第二，可能发生了冠状动脉痉挛，与变异型心
  绞痛意义相似；

❖ 最后，可能由于心肌梗死后综合征或 Dressler 综
  合征。

Dressler 综合征的特点包括：

❖ S-T 段抬高而无对应导联的压低；

❖ 吸气时胸痛加重；

❖ 常出现发热和心动过速；

❖ 血沉升高但心肌酶正常；

❖ 出现胸膜炎、心包炎；

❖ 类固醇药物治疗有效。

与 Dressler 综合征类似的表现见于心脏外科手术、
胸壁创伤或起搏器植入后的心脏切开后综合征。

任何心肌梗死存活患者，如果心肌梗死进展阶段的
典型图形持续 3 个月以上，应考虑已经形成室壁瘤。

然而，心电图诊断动脉瘤的敏感性较低。必须通过
超声心动确定室壁瘤的存在。

有一种通常为良性的心电图改变，其 S-T 段呈凹面
向上抬高，临床检查均正常，被称为早复极综合征。由于
在年轻健康人群发现，也被称为"运动员心脏"。发生机
制是部分心肌在整个心肌除极完成前提前复极。

R 波降支回到基线前出现 S-T 段的提前抬高，造成
S-T 段初始的顿挫，称为 J 波。J 波或 Osborne 波也见于

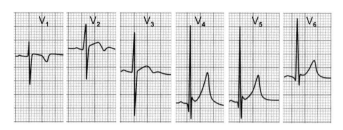

图 11.10　早复极综合征的临床特点：①V₄~V₆导联 R
波高大；②q 波起始深而窄；③S-T 段凹面
向上抬高；④S-T 段起始宽钝，J 波；⑤T 波
高大且直立对称；⑥中胸导联 U 波显著。

低体温。

侧壁导联 T 波高大直立，中胸导联 U 波显著 (图
11.10)。

早复极综合征的其他心电图特点包括：

❖ 窦性心动过缓；

❖ 达到左心室肥厚的电压标准；

❖ 持续性幼稚型 T 波(V_1~V_3 导联 T 波倒置)。

早复极综合征的临床特点包括：

❖ 多见于年轻黑人；

❖ 身体健康并具有运动员般的体格；

❖ 无症状；

❖ 临床检查正常；

❖ 运动后 S-T 段回归至基线。

P-R 间期的异常

P-R 间期的测量从 P 波起始到 QRS 波的起始,包括 P 波的宽度。

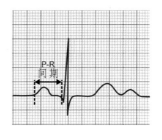

由于 P 波代表心房除极,QRS 波代表心室除极,因此 P-R 间期代表房室传导时间。房室传导时间包括心房除极时间、房室结延迟传导时间和冲动经过室内传导系统到达心室且心室开始除极前的时间。

房室结传导延迟是 P-R 间期的主要成分,因此 P-R 间期时限是房室结延迟传导时限的一种测量方法。

成人正常 P-R 间期范围是 0.12~0.20s。心率慢时 P-R 间期更长,心率快时相应缩短。儿童 P-R 间期略短,上限值是 0.18s;老年人 P-R 间期略长,上限值是 0.22s。

各种潜在 P-R 间期异常包括:

❖ P-R 间期延长;

❖ P-R 间期缩短;

❖ P-R 间期动态变化。

P-R 间期延长

P-R 间期延长,成人超过 0.20s,儿童超过 0.18s。由于 P-R 间期反映房室传导时间,P-R 间期延长表明房室结传导延迟增加或者一度房室阻滞(图 12.1)。

P-R 间期延长的原因包括:

❖ 运动员迷走神经优势;

❖ 急性风湿热或者白喉;

❖ 冠心病合并束支阻滞;

❖ 作用于房室结的药物,如洋地黄、β-受体阻滞剂、钙通道阻滞剂。

正常人 P-R 间期延长见于迷走神经张力增高的人群,如运动员。也是迷走刺激和交感神经阻滞的正常反应,如颈动脉窦按摩,应用 β-受体阻滞剂。

P-R 间期延长是急性风湿热的诊断标准之一,表明发生心肌炎。同样,白喉发生 P-R 间期延长表明存在心肌炎。

应用作用于房室结的心血管系统药物是 P-R 间期

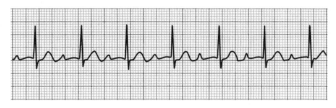

图 12.1 P-R 间期延长:一度房室阻滞。

延长的常见原因，如洋地黄、维拉帕米、地尔硫䓬、普萘洛尔和美托洛尔。

P-R 间期延长合并束支阻滞意味着在非阻滞的束支以下也存在房室传导延迟。由于此类患者易于发展为完全性房室阻滞，因此需要心脏起搏器起搏。

P-R 间期缩短

P-R 间期小于 0.12s 被认为缩短。由于 P-R 间期反映房室传导时间，因此 P-R 间期缩短意味着房室结延迟传导的减弱。

P-R 间期缩短常见原因包括：

❖ 房室结或者交界性心律；

❖ 预激综合征；

❖ 加快房室结传导的药物。

如果激动起源于房室结区域（交界性心律），那么心室激动顺序正常，但心房为自下而上逆向激动。由于心房与心室几乎同时激动，因此 P 波可以在 QRS 波之前、之后或者融合其中。当 P 波略领先于 QRS 波，表现为短 P-R 间期（图 12.2）。

交界性心律以 40~60 次/分的固有频率发放冲动称为交界性逸搏心律，而以增快至 60~100 次/分的频率发放冲动称为交界性心动过速。

预激综合征存在 Kent 旁路，直接连接房室肌而不经过房室结。由于绕过房室结，旁路的快速传导产生心室的提前激动称为预激,形成短 P-R 间期(图 12.3)。

心室经 Kent 束提前激动和经房室结正常下传激动形成融合波,因而 QRS 波增宽。预激产生升支或 R 波的钝挫称为 δ 波。S-T 段压低和 T 波倒置是继发性 ST-T 改变。

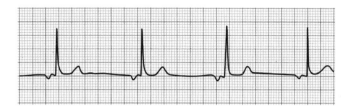

图 12.2 P-R 间期缩短:交界性心律。

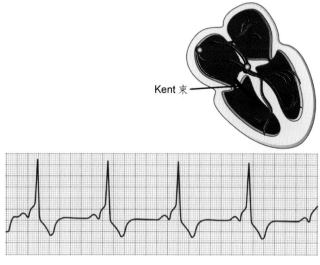

Kent 束

图 12.3 短 P-R 间期:预激综合征。

LGL 综合征的 James 旁路直接连接心房和希氏束，导致心室提前激动和短 P-R 间期。心室激动由希氏束下传因而表现为正常的窄 QRS 波(图 12.4)。

迷走神经张力增高或者迷走刺激时 P-R 间期延长，相反,应用增强交感神经的药物,如阿托品和其他抗胆碱能的药物,可以产生 P-R 间期缩短。

动态变化的 P-R 间期

任何节律下,P-R 间期逐跳改变称为 P-R 间期动态变化。正常情况下,心房激动(P 波)后是心室激动(QRS

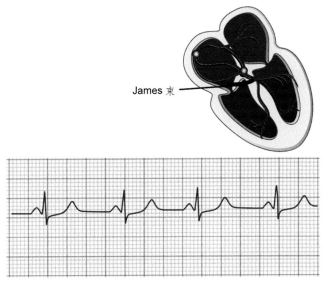

James 束

图 12.4　短 P-R 间期:LGL 综合征。

波),所有心搏可见其间的 P-R 间期,因此二者间建立起固定的联系。

如果心房和心室激动独立发生而无顺序,或者房室结延迟传导的延长逐搏改变,那么表现为明显变化的 P-R 间期。

P-R 间期动态变化的原因包括:

❖ 二度 I 型房室阻滞;

❖ 交界性心律;

❖ 三度房室阻滞;

❖ 游走性心律;

❖ 多源性房性心动过速。

Q-T 间期的异常

正常的Q-T间期

Q-T 间期的测量从 Q 波起始至 T 波(非 U 波)结束,包括 QRS 波时限、S-T 段长度、T 波宽度。

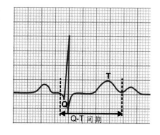

由于 QRS 波时限代表心室除极时间,T 波宽度代表心室快速复极时间,因此 Q-T 间期是对心室电活动总时间的测量。

正常 Q-T 间期范围是 0.35~0.43s, 或者是 0.39s± 0.04s。正常 Q-T 间期上限的决定因素包括性别、年龄、自主神经状况、药物。

年轻人 Q-T 间期较短(<0.44s),而老年人则较长(< 0.45s)。男性 Q-T 间期较短,上限值为 0.43s。心率增快时 Q-T 间期缩短,心率减慢时则延长。

因此,为恰当地阐述,Q-T 间期必须经过心率矫正。矫正的 Q-T 间期称为 Q-Tc 间期。Q-Tc 间期常用 Bazett 公式:

$$Q\text{-}Tc = \frac{Q\text{-}T}{\sqrt{R\text{-}R}}$$

式中:Q-T 是测量的 Q-T 间期,$\sqrt{R\text{-}R}$ 是 R-R 间期的平方根。

当 R-R 间期为 25mm 或 1s(25×0.04s=1s)时,$\sqrt{R\text{-}R}$ 为 1,Q-Tc 等于 Q-T 间期。此时心率为 60 次/分。

通常,Q-T 间期超过 R-R 间期的一半被认为延长。

Q-T 间期的潜在异常包括:

❖ Q-T 间期缩短;

❖ Q-T 间期延长。

Q-T 间期缩短

Q-Tc 间期小于 0.35s 为缩短(图13.1)。Q-Tc 间期缩短的原因包括:

❖ 高钾血症;

❖ 高钙血症;

❖ 洋地黄效应;

❖ 酸中毒;

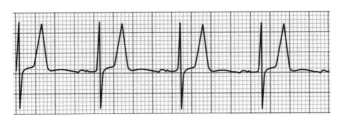

图 13.1　高钾血症所致 Q-T 间期缩短。

❖ 高热。

高钾血症导致 Q-T 间期缩短、T 波高尖、QRS 波增宽以及 P 波低小或消失。高钙血症也使 Q-T 间期缩短，但 QRS 波、P 波和 T 波形态无改变。

短 Q-T 间期同时 S-T 段压低、T 波倒置提示洋地黄效应。抗心律失常药物也会产生 ST-T 改变但 Q-T 间期延长。

Q-T 间期延长

较正的 Q-T 间期(Q-Tc)大于 0.43s 被认为延长(图13.2)。Q-Tc 间期延长的原因包括：

❖ 遗传性长 Q-T 综合征

　–Romano-Ward 综合征(常染色体显性,无耳聋)；

　–Jerwell-Lange-Nileson 综合征 (常染色体隐性,伴耳聋)。

❖ 获得性长 Q-T 综合征

　–电解质缺乏,如钾、钙；

　–抗心律失常药物,如奎尼丁、胺碘酮；

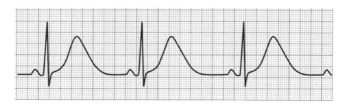

图 13.2　胺碘酮导致 Q-T 间期延长。

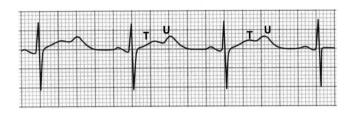

图 13.3　低钾血症所致 Q-T 间期假性延长。

　　–冠心病,如急性心肌梗死;

　　–急性心肌炎,如病毒性心肌炎,风湿热;

　　–颅内疾病,如头部外伤,出血;

　　–缓慢性心律失常,如房室阻滞,窦性心动过缓;

　　–精神科药物,如三环类抗抑郁药;

　　–其他药物,特非那定,西沙比利。

　　低钙血症使 Q-T 间期延长,而 S-T 段或 T 波没有任何改变。

　　低钾血症时,T 波低平,U 波显著,可能被误认为是 T 波。这可能错误地认为 Q-T 间期延长,实际是 Q-U 间期延长。因此,低钾血症引起 Q-T 间期假性延长(图13.3)。

　　抗心律失常药物如奎尼丁、普鲁卡因、胺碘酮,可以延长 Q-T 间期, 也能引起 QRS 波增宽, 如果超过基线25%,是停药指征。

　　由于 Q-T 间期延长容易导致心律失常,因此这从一方面可以解释抗心律失常的药物致心律失常作用。

　　某些非心血管药物,如抗组胺药物特非那定和促胃肠动力药物西沙比利,可以延长 Q-T 间期。尤其是合用利用细胞色素酶 CYP3A4 经肝脏代谢的药物时,如酮康唑、红霉素、他汀类药物,更易发生 Q-T 间期的延长。因此,使用上述药物时注意严密监测 Q-T 间期的变化;而新的不引起 Q-T 间期变化的药物也正在研发中。

Q-T 间期延长的临床意义在于其容易诱发典型的多形性室性心动过速—尖端扭转型室性心动过速。

尖端扭转型室性心动过速的名称形象地阐述了其心电图表现:不同形态 QRS 波群的振幅、极向不断在变化,如同 QRS 波群在围绕基线不停扭动一样。

除 Q-T 间期延长、容易发生尖端扭转型室性心动过速以外,LQTS 的心电图表现还包括 T 波电交替和 T 波双峰。

14 规整心律中的早搏

早搏

心脏的某一部位的除极时间提前(除外起搏心律及窦房结自主心律),这个额外发生的心跳称为早搏。"早搏"通常是指某一异位起源的提前激动,术语中"期前收缩"、"期前收缩综合征"、"异位搏动"都是这个意思。

根据起源部位,早搏可以分为以下几种类型:

❖ 房性早搏;

❖ 交界性早搏;

❖ 室性早搏。

房性早搏及交界性早搏统称为室上性早搏。

房性早搏

房性早搏(图14.1)的特点有:

❖ 提前出现的 P'波;

❖ P'波的形态不同于正常窦性 P 波;

❖ QRS 波群形态正常;

❖ 不完全代偿间歇(提前的房性早搏重整窦性心律)。

通常房性早搏的两种变异:

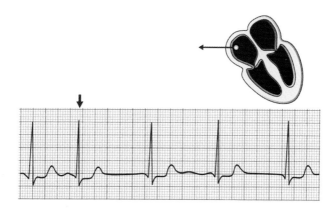

图 14.1 房性早搏:异常的 P 波、窄 QRS 波群、不完
全代偿间歇。

❖ 房性早搏未下传:过早的房性早搏下传时,如遇
上房室结的不应期,将产生房性早搏不能下传
心室。ECG 通常表现为房性早搏的 P'波与 T 波
重叠,后无 QRS 波群跟随,随后出现一个不完
全性代偿间歇。

❖ 房性早搏伴室内差异性传导:通常房性早搏下
传心室产生的 QRS 波群是正常形态(窄 QRS 波
群)。但由于左右束支不应期存在差异,当提前
出现的房性早搏下传心室时,一侧束支恰巧处
于不应期,激动沿另一束支下传激动心室,产生
束支阻滞的图形。心电图表现为房性早搏下传
心室出现宽大畸形的 QRS 波群,称之为房性早
搏伴室内差异性传导。

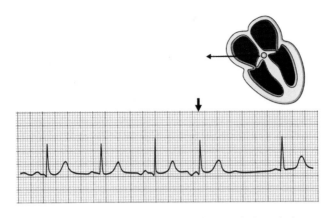

图 14.2　交界性早搏：P 波倒置、窄 QRS 波群、不完全
　　　　代偿间歇。

一个窦性心律后跟随一个房性早搏，称为房性早搏
二联律。3 个及 3 个以上的房性早搏连续出现，称为房
性心动过速。如果房性早搏起源于多个部位，则称为多
源性房性心动过速。

交界性早搏

交界性早搏（图14.2）与房性早搏十分相似，但有以
下不同：

❖ 交界性早搏如果可见 P 波，必然是倒置的逆向
　激动的 P 波。
❖ 由于心房及心室几乎同时激动，逆行的 P 波可
　以出现在 QRS 波群之前、QRS 波群之后，甚至
　埋藏在 QRS 波群之中。

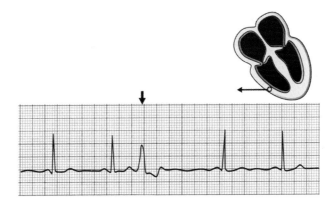

图 14.3　室性早搏:QRS 波群前无 P 波，宽大畸形的
QRS 波群,完全性代偿间歇。

　　交界性早搏与房性早搏,临床症状相似,治疗方法
相同,因此这两种早搏统称为室上性早搏。

室性早搏

室性早搏(图14.3)有如下特点。

❖ 提前于窦性心律出现的 QRS 波群。

❖ 由于心室肌缓慢激动,QRS 波群宽大畸形。

❖ QRS 波群前无 P 波，如果窦性 P 波单独出现也
会被埋藏在 QRS 波群之中。

❖ 这与房性早搏不同，房性早搏后窦性心律被重
整,窦性心律发放相对延迟,呈现不完全代偿间
歇。而室性早搏并未干扰窦房结心律,位于 QRS
波群内的窦性 P 波未能下传心室，其后的窦性

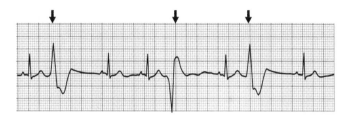

图 14.4　多源性室性早搏：QRS 波群形态各不相同，联
　　　　律间期各不相等。

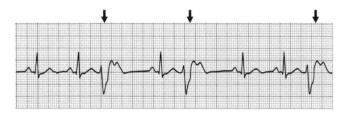

图 14.5　单源性室性早搏：QRS 波群形态相同，联律
　　　　间期相等。

　　P 波仍然按照固有的节律出现，因此室性早搏后
为完全性代偿间歇。

室性早搏可以表现为如下特点。

❖ 不同形态的室性早搏，与窦性心律的联律间期
　各不相同，称为多源性室性早搏（图14.4）。

❖ 室性早搏的形态一致，与窦性心律的联律间期
　相同，称为单源性室性早搏（图14.5）。

❖ 室性早搏与窦性心律联律间期较长时，室性早
　搏将落入前一次心跳的舒张晚期即下一次窦性
　心律将要出现的时候，称为舒张晚期室性早搏。

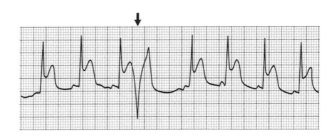

图 14.6   室性早搏 R-on-T 现象：室性早搏落入 T 波
内，使得 T 波变形。

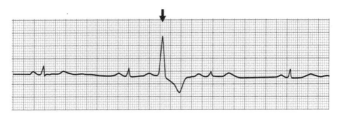

图 14.7   插入性室性早搏：异位的心室搏动位于两
个窦性心律之间。

❖ 当室性早搏出现得更早，落入前一次心跳的 T
波内时，称为室性早搏 R-on-T 现象(图14.6)。

❖ 当窦性心律偏慢时，室性早搏后窦性心律并未
下传阻滞，因此室性早搏后并未出现代偿间歇，
称为插入性室性早搏(图14.7)。

❖ 一次窦性心律跟随一个室性早搏的现象，称为
室性早搏二联律(图14.8)；每两次窦性心律跟
随一个室性早搏的现象，称为室性早搏三联律
(图14.9)；每三个窦性心律跟随一个室性早搏
的现象，称为室性早搏四联律。

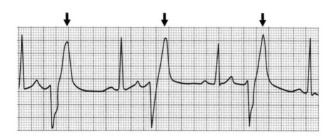

图 14.8 室性早搏二联律：一个窦性心律跟随一个
室性早搏。

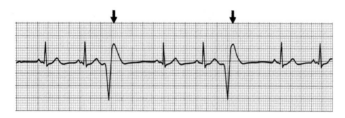

图 14.9 室性早搏三联律：每两个窦性心律跟随一个
室性早搏。

❖ 连续两次出现的室性早搏称为成对室性早搏
（图14.10）；3个及3个以上连续出现的室性早
搏称为室性心动过速（图14.11）。

与房性早搏不同，室性早搏QRS波群宽大畸形。如
果房性早搏出现室内差异性传导现象，同样也可以出现
宽大畸形的QRS波群。

房性早搏伴差异性传导往往存在以下特点：

❖ 提前出现的P波；

❖ QRS波群呈三相波；

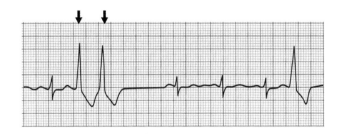

图 14.10 成对室性早搏:两个连续出现的室性早搏。

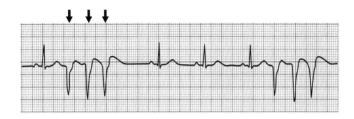

图 14.11 室性心动过速:3 个室性早搏连续出现。

❖ 不完全代偿间歇。

早搏相关的临床情况

室上性早搏

健康人可以出现房性早搏,部分房性早搏由以下原因造成:

❖ 情绪激动或者运动;

❖ 吸烟,大量摄入咖啡或茶;

❖ 药物,如茶碱、拟交感神经类药物;

❖ 代谢原因,如缺氧、酸中毒。

交界性早搏较房性早搏少见,在健康人群中几乎见不到。换句话说,如果出现交界性早搏,则提示存在心脏疾病。

引起房性早搏及交界性早搏的心源性因素包括:

❖ 风湿性心肌炎;

❖ 洋地黄中毒;

❖ 心肌梗死;

❖ 心包炎;

❖ 甲状腺功能亢进;

❖ 心脏手术。

尽管房性早搏可以无任何症状,但临床上最常见的症状是"心悸"和"心脏停搏感"。交界性早搏同样可以引起相同的症状,但是由于交界性早搏心房及心室同时收缩,可以导致颈静脉怒张。

如果患者无症状、无器质性心脏病,室上性早搏不需要任何处理。如果室上性早搏发作频繁,且症状明显或者引发心律失常如室上性心动过速、心房扑动,则需要积极治疗。

治疗原则:首先应当去除诱因,如紧张情绪、体力运动、吸烟、饮酒及肾上腺素类药物,给予少量的镇静药物可能对部分患者有效;其次,如果存在基础心脏病,需要治疗原发病。这一治疗包括停用洋地黄类药物,治疗风湿热,控制甲状腺功能亢进,改善心肌缺血。

如果早搏发作频繁,低剂量的β-受体阻滞剂或者地尔硫草对于控制心室率有效。由于焦虑、肾上腺素药物、或者其他儿茶酚胺高水平状态所致的室上性早搏,可选用普萘洛尔治疗。胺碘酮对于抑制异位起源的房性早搏有效。

室性早搏

尽管室性早搏多发生于器质性心脏病,但是仍可见于健康人群。

健康人群中室性早搏的原因有:

❖ 精神紧张或者运动;

❖ 吸烟,大量摄入咖啡或茶;

❖ 药物,如拟交感激活性药物、甲状腺激素;

❖ 精神焦虑或者甲状腺功能亢进。

发生室性早搏的心源性因素有:

❖ 冠心病

　–缺血;

　–心肌梗死;

　–再灌注损伤。

❖ 心力衰竭

　–高血压;

　–心肌病;

　–心肌炎;

　–室壁瘤。

❖ 二尖瓣脱垂综合征;

❖ 洋地黄治疗或洋地黄中毒;

❖ 心脏手术或者心脏导管治疗。

恶性室性早搏的诊断标准是:

❖ 发作频繁(≥6次/分);

❖ 伴有阵发的室性心动过速；

❖ 室性早搏二联律；

❖ 短联律间期室性早搏(R-on-T 现象)；

❖ QRS 波群时限大于 0.14s，QRS 波群畸形或者多源性；

❖ 伴有严重的器质性心脏病和左心室功能不全。

室性早搏的危险性及严重性可以根据 Lown 标准来分类(表14.1)。

多源性室性早搏是指室性早搏起源于不同的异位兴奋灶，每次发放冲动的异位兴奋灶不同导致室性早搏的形态也不同。单源性室性早搏就可以导致室性心动过速的发作，因此多源性室性早搏导致室性心动过速发作的风险更高，并且发作致死性心室颤动的风险也大大增加。

室性早搏与窦性心律联律间期过短，可以出现 R-

表 14.1 Lown 室性早搏评价标准

分级	室性早搏负荷
0 级	无室性早搏
1 级	小于 30 个/小时
2 级	大于 30 个/小时
3 级	多源性室性早搏
4 级 A	成对室性早搏
4 级 B	3 个或 3 个以上连续出现的室性早搏
5 级	R-on-T 现象

on-T 现象,这也就意味着,室性早搏出现在浦肯野纤维复极易损期,更容易诱发心室颤动的发生。

R-on-T 现象可以出现在以下情况:

❖ 急性心肌梗死后室性早搏;

❖ 长 QT 综合征患者;

❖ 洋地黄药物治疗后电转复;

❖ 过早的人工心脏刺激。

室性早搏可以无任何症状,抑或表现为"心悸"和"心脏停搏感"。以上的症状主要来自于室性早搏后代偿间歇以及室性早搏后窦性心搏收缩力增强。

另外,室性早搏发作时,由于心房与心室可能同时收缩(心房收缩时三尖瓣关闭),导致颈静脉搏动明显。

室性早搏的治疗原则取决于:

❖ 早搏的症状;

❖ 是否存在器质性心脏病;

❖ 早搏的性质和严重性。

无基础心脏疾病、孤立的、无症状的室性早搏一般无需处理。如果有症状,应首先寻找诱发因素并积极给予纠正。

应对措施包括:

❖ 减轻焦虑和压力;

❖ 减少吸烟和饮酒;

❖ 停用肾上腺素类药物;

❖ 纠正洋地黄中毒;

❖ 治疗充血性心力衰竭;

❖ 改善心肌缺血。

对于伴有器质性心脏病、有症状的室性早搏,应给予抗心律失常药物治疗,单纯地纠正诱发因素往往是不够的。

左心室肥大(LVH)、肥厚梗阻型心肌病(HOCM)、扩张型心肌病(DCMP)、致心律失常性右心室发育不良(ARVD)等心脏结构异常的患者,应用抗心律失常药物的获益更大。

对于焦虑、运动、二尖瓣脱垂及甲状腺功能亢进相关的室性早搏,可选用普萘洛尔和美托洛尔等 β-受体阻滞剂治疗。

心肌梗死、心脏手术和导管介入治疗之后的室性早搏,可选择利多卡因和胺碘酮。

心肌梗死 24 小时内出现的室性早搏预后较好,提示缺血再灌注;而 24 小时之后发生的室性早搏预后较差,需要药物治疗。

当充血性心力衰竭患者应用洋地黄后出现频发室性早搏时,应首先鉴别室性早搏加重的原因:如为心力衰竭加重所致,应继续用洋地黄进行抗心力衰竭治疗;如为洋地黄中毒所致,应及时停用洋地黄。

停用洋地黄后采取标准抗洋地黄中毒治疗的同时,可使用苯妥英钠治疗洋地黄中毒引起的室性早搏。

在应用抗心律失常药物治疗室性早搏之前,需注意以下事项:

❖ 未明确室性早搏的病因以及室性早搏与致命性

室性心律失常的关系之前,应避免不恰当用药;

❖ 抗心律失常药物可能加重已存在的心脏异常,如心动过缓和左心室功能障碍;

❖ 抗心律失常药物具有的致心律失常性,可导致其他心律失常的发生;

❖ 长期应用抗心律失常药物的潜在副作用。

15 规整心律中的间歇

正常心律中的间歇

正常心律中的间歇

正常窦性心律下的间歇,是指心电图中两次连续的心跳之间出现短暂的电活动消失。

间歇的原因包括:

❖ 早搏;

❖ 窦房阻滞;

❖ 房室阻滞。

早搏后的间歇

早搏,无论是室上性早搏还是室性早搏都会跟随一个间歇,以代偿提早搏动的时间,这被称为代偿间期。

在室上性早搏中,由于一过性抑制了窦房结的自律性,所以下一个窦性激动会有一定程度的提前,这将导致不完全的代偿间期。即早搏之前、之后的窦性搏动之间的间期小于正常窦性间期的两倍。

在室性早搏时,早搏后的窦房结激动无法再次激动已经除极的心室,而下一个窦性冲动能够下传心室,这将导致完全性代偿间歇。即室性早搏之前、之后两个 R-R

间期之和等于正常窦性 R-R 间期的两倍。

早搏阻滞后的间歇

一个非常提前的房性早搏下传时,因房室结刚被上一个窦性激动除极,正处于不应期,导致房性早搏阻滞于房室结不能下传心室产生 QRS 波群。心电图表现为异位 P 波落在 T 波上,使其变形,其后跟随一个间歇。

这时的异位 P 波是鉴别房性早搏未下传、窦房阻滞和房室阻滞的关键。

窦房阻滞后的间歇

窦房阻滞是窦房结形成的冲动不能传出,未能激动心房。可表现为 3 种情况。

❖ 一度窦房阻滞:无法从心电图中做出诊断,因为其没有表现出任何电位、图形的变化,电生理检查表现为缓慢的窦房传导。

❖ 二度窦房阻滞:表现为间断的一个以上的激动脱落。实际上是脱落了一个完整的激动(P波和QRS波)(图15.1)。

　　如果每两跳脱落一跳,即两次激动仅表现为一次激动,将其称为 2:1 窦房阻滞;如果每三跳脱落一跳,即三次激动仅表现为两次激动,将其称为 3:2 窦房阻滞。

❖ 三度窦房阻滞:即完全性窦房阻滞、窦性停搏

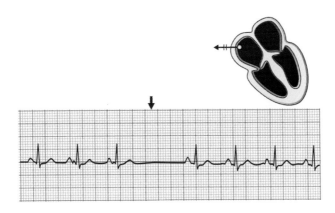

图 15.1 二度窦房阻滞引起的间歇。

或心房静止(图15.2),表现为一段时间心脏电
活动消失,随之被潜在起搏点的逸搏心律取代
或造成心脏骤停。

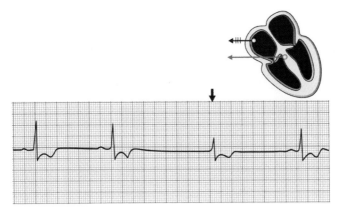

图 15.2 停搏后的交界性逸搏。

二度窦房阻滞需要与以下情况鉴别:

❖ 房性早搏未下传导致类似窦房阻滞。但未下传
的异位 P 波常落在前一跳的 T 波上,使其变形。

❖ 二度房室阻滞同样能够导致 QRS 波群脱落,但
P 波正常出现,仅 QRS 脱落。

房室阻滞后的间歇

房室阻滞是房室传导障碍,导致心室反应延迟或消
失。

房室传导阻滞表现为:

❖ 一度房室阻滞:表现为所有激动的房室延迟,即
P-R 间期延长,不伴有 QRS 波群脱落(图15.3)。

❖ 二度房室阻滞:间歇性一个以上 QRS 波群脱落。
P 波正常,因为房内激动顺序正常,只有 QRS 波

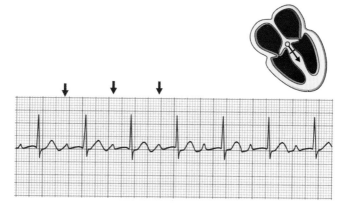

图 15.3 一度房室阻滞:P-R 间期延长。

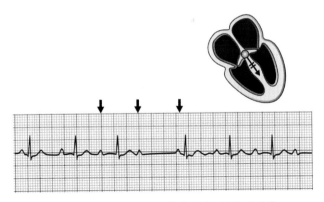

图 15.4　二度房室阻滞(莫氏 I 型):呈文氏现象。

群因房室传导障碍而脱落。

　　二度房室阻滞可进一步分为莫氏 I 型阻滞和莫氏 II 型阻滞。

　　莫氏 I 型阻滞:P-R 间期逐渐延长，直至 QRS 波群脱落(图15.4)，表明房室结传导的进行性减慢。QRS 脱落后,P-R 间期缩短,表明房室结传导恢复。但重新开始逐渐延长,又被称之为文氏现象。

　　莫氏 II 型阻滞:P-R 间期恒定,伴有 QRS 波群间断脱落，即有些 P 波后无 QRS 跟随（图15.5)。P 波与 QRS 波的比例代表了传导的结果。每两个 P 波下传一次,则为 2:1 下传,每三个 P 波下传两次为 3:2 下传。

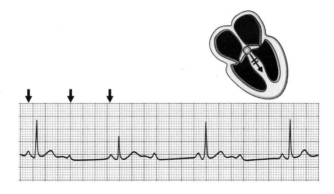

图15.5 二度房室阻滞(莫氏Ⅱ型):2:1 房室阻滞。

❖ 三度房室阻滞:所有窦性激动均阻断于房室结,无法下传心室。所以,心房被窦房结冲动激动,而心室则被潜在起搏点激动（希氏束或心室内）。

换言之,心房和心室各自独立工作,并且失同步,导致房室分离。

在三度房室阻滞中,P波 60~80 次/分表明窦房结的激动频率。QRS 的频率取决于潜在起搏点的位置。

如果低位起搏点位于希浦系统内,心室率一般为 40~60 次/分,由于室内传导顺序正常,QRS 波群窄(图15.6A)。

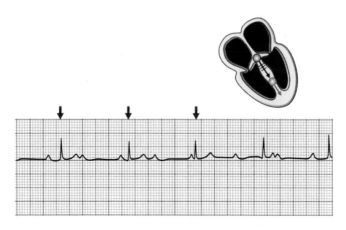

图 15.6A　三度房室阻滞(完全性房室阻滞):窄 QRS 波。

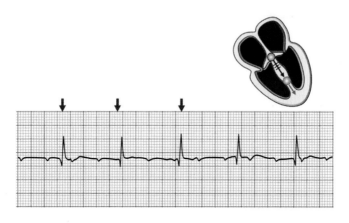

图 15.6B　三度房室阻滞(完全性房室阻滞):宽 QRS 波。

但是,如果低位节律点位于心室,其频率则为 20~
40 次/分, 因为心室肌传导缓慢,QRS 波群宽大 (**图
15.6B**)。

临床常见的间歇

早搏后间歇

房性早搏为不完全代偿间歇,而室性早搏为完全性代偿间歇。这有助于鉴别室性早搏和房性早搏伴差异传导。

房性早搏后异常的长间歇（窦房结恢复时间延长）表明窦房结功能不全,称之为病态窦房结综合征。

患者对室性早搏的发现取决于室性早搏的代偿间歇以及早搏后的窦性搏动增强。

早搏阻滞后的间歇

房性早搏未下传产生的间歇类似于窦房阻滞和房室阻滞。由于上述 3 种情况的临床意义、处理原则不同,因此正确地识别显得尤为重要。

房性早搏未下传常发生于伴有高度房室结病变的老年患者和洋地黄中毒者。

二度窦房阻滞所致的间歇

窦房阻滞可见于下列情况:

❖ 应用 β-受体阻滞剂、洋地黄、地尔硫草等药物;

❖ 窦房结功能不全或病态窦房结综合征。

病态窦房结综合征是由于窦房结发出冲动能力降低所致。常见于老年患者中,一般认为是一种退行性病变。

病态窦房结综合征的心电图特点是:

❖ 窦性心动过缓;

❖ 窦房阻滞;

❖ 缓慢心房颤动；

❖ 交界性逸搏。

病态窦房结综合征的其他临床特征：

❖ 刺激不能产生相应的心跳加快；

❖ 阿托品无效；

❖ β-受体阻滞剂超敏感；

❖ 快慢综合征。

病态窦房结综合征的症状：

❖ 头晕、晕厥或乏力；

❖ 心力衰竭所致的疲劳、呼吸困难；

❖ 心悸、心绞痛；

❖ 意识模糊、记忆缺失。

病态窦房结综合征的治疗：

❖ 使用阿托品及其他拟交感药物，以提高心率；

❖ 如果出现症状性心动过缓应植入永久心脏起搏器；

❖ 在起搏器植入的基础上，可使用抗快速心律失常药物，否则会导致更严重的心动过缓。

二度房室阻滞后的间歇

二度房室阻滞见于下列情况：

❖ 急性发热疾病

　－风湿热；

　－白喉。

❖ 药物

　－洋地黄；

　　–地尔硫䓬；

　　–β-受体阻滞剂。

❖ 冠状动脉疾病

　　–下壁梗死；

　　–右冠状动脉痉挛。

　　风湿热或白喉等发热疾病如发生房室阻滞，表明病变已累及心肌。应用普萘洛尔、地尔硫䓬等药物控制房性心动过速的心室率时，可以出现房室阻滞。

　　由于90%患者的房室结主要由右冠状动脉供血，所以发生急性下壁心肌梗死时可出现一过性的房室阻滞。同样在右侧冠状动脉痉挛时也可能出现。

　　莫氏Ⅰ型阻滞常出现于急性期，具有自限性且很少产生症状，极少发展为完全性房室阻滞。通常预后良好无需治疗。

　　莫氏Ⅱ型阻滞多为慢性、病理性，伴有头晕、乏力等症状，可进展为完全性房室阻滞，预后不良，常需要植入起搏器治疗。

　　症状性房室阻滞的治疗中，尽管阿托品、肾上腺素等药物能够暂时提高心室率，但心脏起搏是治疗这类疾病的最佳选择，尤其是对于反复发生严重症状的患者。

二联律所致的间歇

　　如前所述，我们已经总结了规整心律中不同原因所致的间歇。如果上述间歇在成对的心搏之后规律出现，可称之为二联律节律。

形成二联律节律的原因可见于：

❖ 房性早搏二联律；

❖ 室性早搏二联律；

❖ 每两次心搏后的房性早搏未下传；

❖ 3:2 窦房阻滞；

❖ 3:2 房室阻滞。

16　心律规整的
窄 QRS 波心动过速

心律规整的心动过速

心律规整、频率超过 100 次/分的窄 QRS 波群心动过速(室内传导正常),提示为室上性起源的心动过速。

这类心动过速的起源点可以是窦房结、心房肌或房室交界区。

下面我们分别就具有上述特点的心动过速逐一进行阐述。

窦性心动过速

窦性心动过速是指起源于窦房结、频率超过 100 次/分的心动过速。其特点为:心律规整,P 波与 QRS 波群形态同正常窦性心律一致(图 16.1)。

由于受房室结传导能力所限,对于不超过 150 次/分的心动过速, 一般情况下房室结不能够进行 1:1 的传导。因此,窦性心动过速的频率一般不超过 150 次/分,其心电图表现为 R-R 间期波动在 10mm (150 次/分)至 15mm(100 次/分)之间。

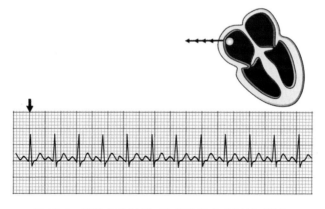

图 16.1 室性心动过速；窄 QRS 波心动过速；频率＜
150 次/分。

房性心动过速

快速的、心律规整的房性心动过速或室上性心动过速的机制可能为：

❖ 心房异位兴奋灶快速放电引起的自律性心动过速，大约占 10%；

❖ 以折返环路为基础的折返性心动过速，大约占 90%。

折返性心动过速按其折返环路的不同，又可分为房室结折返性心动过速（AV nodal reentrant tachycardia，AVNRT；大约占 50%）和房室折返性心动过速（AV reentrant tachycardia，AVRT；大约占 10%）。

折返性心动过速的机制：常常是由一房性早搏经折

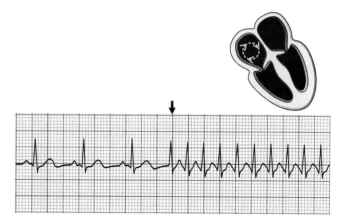

**图 16.2　房室折返性心动过速:窄 QRS 波心动过速;
频率>150 次/分。**

返环路其中一条路径前传,此时另一条路径的前向传导
处于不应期;当前向激动沿折返环路逆向传导至上述处
于不应期的径路时,其逆向传导恢复,激动即沿逆向再
次传导至前传路径,周而复始形成折返性心动过速。

上述折返性心动过速的频率一般为 150~200 次/分
(图16.2),但当折返环路为 AVRT 时,由于旁路传导速
度快,其频率可超过 200 次/分。自律性房性心动过速的
频率一般较慢,通常为 120~150 次/分,由于受限于房室
结传导能力的原因。

大多数情况下,室上性心动过速呈现 1:1 的房室传
导,常提示为折返性心动过速。因为有一次传导中断,即
将中断折返环路从而终止心动过速。但是,自律性房性
心动过速可表现为生理性房室阻滞,如 2:1 阻滞等。

房性心动过速的 P 波形态、极性一般与窦性心律下不同。异位兴奋灶引起的自律性房性心动过速,P 波常常直立;而 AVNRT/AVRT 由于其 P 波是经房室结逆传所致,P 波极性表现为倒置。当心动过速的 P 波同 T 波融合时,P 波形态常无法判断。

室上性心动过速的前传常经房室结下传,因此一般表现为窄 QRS 波群心动过速。室上性心动过速表现为宽 QRS 波群心动过速时,包括以下几种情况:①当心动过速的前传经旁路下传,逆传经房室结时;②室上速经房室结下传,左右束支其中一个正处于不应期;③窦性心律下即存在 QRS 波群异常,如束支阻滞、室内传导异常或预激综合征。

房性心动过速与窦性心动过速的不同之处已列于**表16.1**。

阵发性室上心动过速和窦性心动过速的不同之处:

❖ 心室率一般为 150~220 次/分;

❖ 心律规整;

❖ 心动过速的突发性;

❖ P 波形态同窦性心律下不同;

❖ 反复发作的心动过速病史;

❖ 刺激迷走神经可突然终止。

异位兴奋灶引起的房性心动过速与折返性心动过速的鉴别点见**表16.2**。

室上性心动过速伴室内差异性传导同室性心动过速的鉴别点包括:

表 16.1　窦性心动过速与房性心动过速的不同之处		
	房性心动过速	**窦性心动过速**
心率	150~220 次 / 分	100~150 次 / 分
规律性	心律规整	受呼吸影响
P 波形态	异位 / 倒置	与窦性心律下一致
突发性	是	常常表现为温醒
刺激迷走神经	终止心动过速	减慢心率
正常节律下的 心电图表现	频发房性早搏 或预激综合征	一般正常

- ❖ 心律规整；
- ❖ 保持 P-QRS 的传导关系；
- ❖ QRS≤0.14s；
- ❖ 血流动力学稳定；
- ❖ 颈动脉窦按摩可终止。

表 16.2　自律性房性心动过速与 AVNRT/AVRT 的不同之处		
	房性心动过速	**AVNRT/AVRT**
心率	120~150 次 / 分	≥150 次 / 分
发作和终止	逐渐	突发突止
P 波	异位、可见	倒置、很少可见
房室阻滞	可见	1:1 房室传导
刺激迷走神经	减慢心率	终止心动过速
既往病史	无	反复多次发作
器质性心脏病史	可以存在	一般无

心房扑动

心房扑动是由位于心房内部的折返环路形成的快速性、心律规整的心动过速，与同样起源于心房的房性心动过速有一定的类似之处。

具有较快的心房率是心房扑动(220~350 次/分)与房性心动过速主要的鉴别点之一。此外，心房扑动时，P波消失代之以锯齿样的扑动波(F波)，亦是其同房性心动过速的不同之处(图16.3)。

受房室结传导能力所限，并不是所有的心房扑动波均能下传心室。因此心房扑动时，常出现生理性传导阻滞引起的扑动波呈比例下传心室，例如当存在 2:1 房室阻滞时，2 个心房扑动波后面出现一个 QRS 波群；同理当存在 4:1 房室阻滞时，4 个心房扑动波后面出现一个

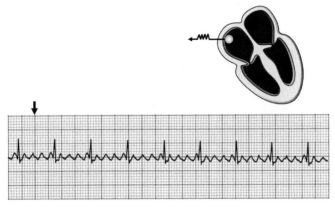

图 16.3　心房扑动波：锯齿样 F 波，心律规整。

QRS 波群。

一般情况下,心房扑动时出现生理性房室阻滞的比例常为偶数比(2:1 或 4:1),3:1 或 5:1 等奇数比较少见。假设心房扑动波的频率为 300 次/分,出现 2:1 阻滞时的心室率为 150 次/分;而 4:1 阻滞时的心室率为 75 次/分。

心房扑动形成的原因、机制、心电图表现与房性心动过速有一定的类似之处。现将两者的鉴别要点列举在表 16.3。

心房扑动出现 2:1 生理性房室阻滞时,如果一个扑动波埋藏在 QRS 波群之中, 而另一个扑动波又被误认为 P 波时, 则可能被误诊为频率 120~150 次/分的窦性心动过速。在这种情况下,可通过按摩颈动脉窦增加房室阻滞的程度,以显露出心房扑动波来鉴别。

心律规整的窄 QRS 波心动过速临床特点

窦性心动过速

窦性心动过速的形成,是由于窦房结受到自主神经

表 16.3　心房扑动与房性心动过速的不同之处		
	心房扑动	**房性心动过速**
心房率	220~350 次/分	150~220 次/分
心室率	心房率的 1/2 或 1/4 (2:1 或 4:1 房室阻滞)	与心房率一致 (1:1 下传)
P 波形态	呈锯齿样扑动波	异位或倒置的 P 波
颈动脉窦按摩反应	增加房室阻滞的程度	终止心动过速或减慢心房率

或激素介导的生理性或病理性刺激,引起窦房结放电频率增加所致。

窦性心动过速的常见原因如下:

❖ 运动或焦虑;

❖ 发热或脱水;

❖ 低氧血症或贫血;

❖ 低血压或心力衰竭;

❖ 甲状腺功能亢进或妊娠;

❖ 咖啡因、尼古丁或酒精;

❖ 阿托品或 β-受体激动剂;

❖ 大出血或低血糖;

❖ 心包炎或心肌炎;

❖ 肺栓塞。

正常情况下,体温每上升 1 华氏度温度单位,心率应增加 8~10 次/分。当窦性心动过速的频率超过该预测值时,提示为心肌炎、风湿热或细菌性感染性心内膜炎。

当窦性心动过速的频率低于该预测值时,提示为伤寒或布鲁杆菌感染。

在未应用 β-受体阻滞剂或钙通道阻滞剂治疗的情况下,如果窦房结对相应的生理性或病理性刺激无反应,即窦性心律没有增加。常提示窦房结功能不良,临床上称之为病态窦房结综合征。

由于窦性心动过速是一种继发性心律失常,其治疗应针对基础病因进行相应的治疗。比如对于低氧血症的患者应给予吸氧治疗,脱水的患者应给予补液治疗,而焦虑的患者应给予镇静剂治疗。

当窦性心动过速作为基础疾病(如贫血、甲状腺功能亢进、心力衰竭、风湿热、感染性心内膜炎)的表现时,应针对基础疾病进行相应治疗。

此外戒烟、戒酒,以及停用抗胆碱类药物和 β-受体激动剂,有助于控制窦性心动过速。而普萘洛尔和小剂量的镇静剂可作为焦虑、贫血、甲状腺功能亢进患者的辅助治疗用药。

房性心动过速

连续的 ≥3 次的异位房性早搏即为自律性房性心动过速。因此异位房性心动过速的形成原因同异位房性早搏一样,常见于:

- ❖ 风湿热;
- ❖ 洋地黄中毒;
- ❖ 甲状腺功能亢进;
- ❖ 心肌缺血;
- ❖ 急性心肌炎;
- ❖ 肾上腺素类药物;
- ❖ 心脏外科手术。

阵发性折返性房性心动过速的折返环路常累及旁路或房室结双径路。除预激综合征之外,阵发性折返性房性心动过速大多不合并器质性心脏病。如果治疗恰当一般预后较好,不会影响患者的生存率。

当阵发性房性心动过速合并预激综合征时,由于存在恶化为心室颤动的风险,因此这类患者预后较差。

折返性房性心动过速表现为 1:1 的房室传导,因为即使出现一次房室阻滞,折返环路也会因此打断,从而导致心动过速终止。

此点正是刺激迷走神经或应用阻断房室结类药物,可终止上述心动过速的原因。

另一方面,异位兴奋灶引起的自律性房性心动过速可存在房室阻滞。洋地黄中毒是这类心律失常的最常见的病因。

房性心动过速的症状取决于心动过速的频率、持续时间,以及是否合并基础心脏疾病。

过快的心房率将引起心悸、颈动脉搏动,此外由于心率增快使得心肌耗氧增加、冠状动脉充盈时间缩短,从而诱发心绞痛症状。

心动过速的持续时间过长,使得心室充盈时间缩短、心房辅助泵功能丧失,导致心排出量较少,从而引起头晕或晕厥等相关症状。

心动过速时,由于心肌牵张力增大使得心房钠尿肽释放增加,大多数患者心动过速终止时会出现多尿现象。

房性心动过速应该在临床特点以及心电图表现两方面,同其他类似的心动过速进行鉴别。同窦性心动过速相比,房性心动过速的治疗更为激进,应注意对两者进行鉴别。

另外,异位自律性房性心动过速与折返性心动过速的形成机制、治疗反应均存在差异,同样应注意对两者进行鉴别。

房性心动过速的频率太快时,P 波往往不能清晰辨别,这时与交界性心动过速进行鉴别有一定的困难。但是,由于两者的治疗类似,在临床有时不进行进一步的鉴别诊断。

最后,房性心动过速伴室内差异性传导与室性心动过速相比,两者在病因、临床表现、预后以及治疗等方面完全不同,因此应对其进行仔细鉴别。

因其具有除房室结之外的连接房室传导的房室旁路(Kent 束),预激综合征具有特殊心电图表现。主要包括窦性心律下,P-R 间期、QRS 波群、S-T 段以及 T 波的异常。

预激综合征的临床意义在于其容易发生旁路参与的折返性心动过速。阵发性心动过速表现为预激综合征时,应注意鉴别旁路是否参与了心动过速的形成,因为两者的治疗存在一定的差异。

阵发性心动过速表现为预激综合征的诊断标准如下:

- ❖ 窦性心律下的心电图:P-R 间期缩短,Delta 波,宽 QRS 波群;
- ❖ 不存在生理性房室阻滞,心室率>200 次/分;
- ❖ P 波倒置,提示其经房室结逆传形成。

不同发生机制的阵发性室上心动过速其治疗方案不同。由于房室结折返性心动过速、房室折返性心动过速占阵发性室上心动过速的 90%,因此应首先讨论对两者的治疗。

对于 AVNRT/AVRT 的治疗，应首先采用刺激迷走神经的方法，因其可减慢房室传导，进而终止心动过速或减慢心室率。刺激迷走神经的方法包括按摩颈动脉窦、压迫眼上眶、Valsalva 动作以及将面部浸入冰水里。

颈动脉窦的按摩位置位于下颌角之后的颈动脉上方，每次按压 5~10s。需要注意的是按摩之前，应对双侧颈动脉进行听诊，以确定是否有血管杂音，一旦有杂音则不能进行颈动脉窦按摩，因其存在颈动脉粥样斑块脱落引起栓塞的风险。另外，由于双侧同时按摩存在脑循环灌注压急剧下降的风险，因此颈动脉窦按摩每次只能在一侧进行操作。

如果迷走神经刺激的方法不能终止心动过速，下一步应静脉给予阻断房室结类药物，方案如下：

6mg 腺苷，1~3s 内静脉注射；1~2min 后无效，静脉注射 12mg 腺苷；1~2min 后无效，重复给予 12mg 腺苷；直至窦性心律恢复或总量达 30mg。

或

静脉注射 15~20mg（0.25mg/kg）地尔硫䓬（>2min）；15min 后无效，如果需要，静脉注射 20~25mg（0.35mg/kg）地尔硫䓬（>2min）。

或

静脉注射 150mg 胺碘酮（>10min，15mg/min），如果需要，每隔10min 可重复给予 150mg 胺碘酮（>10min）。

转复窦性心律后，可口服地尔硫䓬、胺碘酮或美托洛尔用来预防心动过速的复发。

如果是置入永久心脏起搏器的患者,可通过程控发放单次刺激或超速起搏来终止心动过速。

当心动过速伴有心排出量下降,血流动力学不稳定时,可给予 80~100J 能量的同步电转复治疗。

对于反复发作、药物治疗无效的患者,可考虑通过手术消融治疗。

异位自律性房性心动过速的治疗与折返性心动过速相比,有以下不同:

❖ 刺激迷走神经的方法很少有效;

❖ 避免应用洋地黄,因其易导致异位早搏;

❖ 程序刺激不能终止心动过速;

❖ 没有必要长期预防治疗;

❖ 电转复治疗和手术治疗无效

伴有预激综合征的阵发性心动过速,其治疗亦有不同之处:

❖ 刺激迷走神经的方法,仅在前向传导径路为房室结时有效;

❖ 洋地黄不能用于这类患者,因其能增强旁路的传导能力诱发心室颤动;

❖ 地尔硫䓬和美托洛尔不适用于这类患者,因其能诱发充血性心力衰竭;

❖ 胺碘酮可作为长期用药,用来预防预激综合征的复发。

紧急电转复可挽救血流动力学不稳定患者的生命。

电转复治疗前应行经食管超声心动图以除外心房血栓，并在电转复治疗前予以肝素化治疗，电转复后应继续抗凝治疗 4 周。

预激综合征患者应进一步行电生理检查，明确旁路的定位。目前消融技术的发展使得预激综合征的治疗发生了根本性的变化，旁路定位后可应用高频交流电对局部进行热损伤，达到彻底治愈预激综合征的目的。

射频消融治疗适用于频繁发作、症状明显，或发作时血流动力学不稳定以及药物治疗效果不佳的患者。

射频消融治疗是下列患者的首选治疗方案：

❖ 体表心电图上 P-R 间期非常短；

❖ 电生理检查时旁路不应期非常短；

❖ 有家族史或 Ebstein 畸形；

❖ 高风险职业（如飞行员等）。

心房扑动

心房扑动与房性心动过速的主要不同点是心房率的差异，两者在病因学上有相似之处。

心房扑动常见的病因有：

❖ 缺血性心脏病；

❖ 风湿性心脏病；

❖ 急性呼吸衰竭；

❖ 甲状腺功能亢进；

❖ 肺源性心脏病；

❖ 心肌炎；

❖ 心包炎；

❖ 心脏外科手术。

与更为人熟知的心房颤动相比,心房扑动的发生相对少见,且持续时间相对较短。另外,与心房颤动相比,心房扑动形成左心房血栓的概率低,因此体循环栓塞的风险也相对较低。

心房扑动的治疗,一方面可予以地尔硫䓬或美托洛尔,用来控制过快的心室率;另一方面,可应用胺碘酮或洋地黄转复为窦性心律。

需要指出的是,应用洋地黄后心房扑动首先转为心房颤动,这时尽管心房率增加了,但由于隐匿传导程度的增加,心室率是下降的。随着洋地黄的停用,大多数患者可由心房颤动转为窦性心律。

心房扑动发作时,如果存在心绞痛恶化、低血压或心力衰竭时,最佳的治疗选择是 10~50J 的直流电转复。事实上, 心房扑动是对电转复治疗反应最好的心律失常。

心律规整的窄 QRS 波心律

心律规整的心律

频率在每分钟 60~100 次之间，心律规整的窄 QRS 波群心律(室内传导正常)，是一组室上性心律。其起源点可以是窦房结、心房肌或房室交界区。

下面我们分别就具有上述特点的心律逐一进行阐述。

正常窦性心律

由窦房结发出激动(60~100 次/分)所形成的心律称为窦性心律，是心脏的正常节律。

其心电图特点包括：心律规整，正常形态的 P 波，QRS 波群，1:1 的房室传导关系。

房性心动过速伴 2:1 房室阻滞

房性心动过速的心房频率一般在 150~200 次/分。如果每个心房波均下传心室，则心室的频率同心房率一致。但当房性心动过速伴 2:1 房室阻滞时，心室率仅为心房率的 1/2(75~100 次/分)，这时的体表心电图表面上看容易误诊为正常的窦性心律,但实际上其心房频率为150~200 次/分。

心房扑动伴 4:1 房室阻滞

心房扑动的心房频率一般在 220~350 次/分。受房室结传导能力所限,并不是所有的扑动波均能下传心室。绝大多数情况下扑动波呈一定比例下传心室。

当心房扑动伴 4:1 房室阻滞时,心室率仅为扑动波的 1/4(60~80 次/分)。这时的体表心电图表面上看容易误诊为正常的窦性心律,但仔细辨认可发现正常的 P 波已被锯齿样扑动波所替代。

另外,心房扑动应注意与房性心动过速伴 2:1 房室阻滞相鉴别,对于后者而言,其心房频率一般在 150~200 次/分,而心房扑动的 F-F 频率可达 220~350 次/分。

交界性心动过速

交界性心动过速是指起源于潜在起搏点房室交界区的异位节律。正常情况下,房室结交界区的自律性被频率更快的窦房结所抑制,交界性心律不能显现。但是当房室交界区的自律性增强时,即产生交界性心动过速。

交界性心动过速主要是指非阵发性交界性心动过速。同期前收缩性交界性心动过速不同(≥3 个交界性早搏形成),非阵发性交界性心动过速是一种加速性交

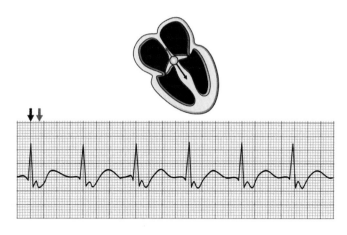

图 17.1 加速性交界性心律：倒置的 P 波紧随 QRS 波群之后。

界性心律。

交界性心动过速心律规整,QRS 波群形态同正常窦性心律下一致(窄 QRS 波群),频率在 60~100 次/分(**图 17.1**),其频率快于房室交界区的固有频率(40~60 次/分)。

交界性心动过速的最大特点是其 P 波与 QRS 波之间的关系。如果 P 波是由交界区激动逆传形成的,P 波形态是倒置的;此外,由于交界区激动上传心房的同时下传心室,因此此心电图上 P 波紧邻 QRS 波群。P 波可以在 QRS 之前、之后,或埋藏在 QRS 波群之中,具体情况取决于交界区与心房、心室之间的传导速度。

如果 P 波仍是由窦房结激动形成,P 波形态是直立的,并且和 QRS 波群无关。交界区激动仅下传心室,心室略快于心房率, 心电图的图上表现为 R-R 间期短于

P-P 间期,P-R 间期进行性缩短，直至融合在 QRS 波群之中随后再次出现。这时如果心房率和心室率非常接近,称之为等率性房室分离。

上述 P-QRS 之间的关系，即交界性心动过速的特点。

交界性逸搏心律的特点同交界性心动过速类似,但其频率较慢,其固有的起搏频率为 40~60 次/分。

期前收缩性交界性心动过速与加速性交界性心律的不同之处包括:发作突然,呈阵发性,心室率>120 次/分。两者的鉴别点详见**表17.1**。

心律规整的窄 QRS 波心动过速临床特点

正常窦性心律

起源于窦房结,频率在 60~100 次/分的心律是正常的窦性心律,是临床上最常见的心律,但并不意味仅有窦性心律的频率为 60~100 次/分。

房性心动过速伴房室阻滞

房性心动过速或心房扑动等快速性房性心律失常,

表 17.1　交界性心动过速与交界性心律		
	期前收缩性 交界性心动过速	加速性 交界性心律
发作起始	突然	逐渐,有温醒现象
发作特点	阵发性	持续性
心室率	120~150 次/分	60~100 次/分

伴有固定的生理性房室阻滞时,可变现为 60~100 次/分的窄 QRS 波心律。

交界性心动过速

交界性心动过速是由于交界性起搏点的自律性增强所致。常见原因如下:

❖ 洋地黄中毒;

❖ 风湿性心肌炎;

❖ 下壁心肌梗死;

❖ 心脏外科手术;

❖ 甲状腺功能亢进。

当发热的儿童出现交界性心动过速时,应怀疑风湿性心脏病的可能。甲状腺功能亢进是各种房性心动过速以及交界性心动过速最常见的病因。

在冠心病监护病房,交界性心动过速常见于下壁心肌梗死患者房室阻滞好转之后。

心脏外科手术,尤其是房室结附近的间隔修补术,常常在术后发生交界性心动过速。

当心房颤动患者应用洋地黄治疗,出现心律规整的非窦性心律时,常常是因为洋地黄中毒引起的交界性心动过速。

由于异位房性心动过速与期前收缩性交界性心动过速在病因、治疗等方面均类似,因此两者的鉴别诊断是困难和没有意义的。

因其心室率范围与正常窦性心律一样,且心室激动传导正常,交界性心动过速一般无明显症状,不会引起临床情况恶化。仅因为房室分离致心房辅助泵功能丧失，一定程度上降低了心排出量。

对于无症状且血流动力学稳定的交界性心动过速患者，不需要过于激进的治疗。如果患者心功能严重受损，应针对交界性心动过速的诱发因素进行针对性治疗。如处理洋地黄中毒，治疗风湿性心脏病，以及控制甲状腺功能亢进。

如果上述治疗仍无效时，可给予阿托品治疗。因其可通过提高窦性心律，抑制交界性心律，消除房室分离。

抗心律失常药物、电转复治疗、程序刺激以及刺激迷走神经的方法均对交界性心动过速无效。

心律不规整的
窄QRS波心动过速

不规整的快速心律

频率>100次/分的窄QRS波群心动过速（室内传导正常），提示为室上性起源的心动过速。

如果其心律不规整，说明心动过速的起源点多变或经房室结下传的比例不恒定。

下面我们分别就具有上述特点的心动过速逐一进行阐述。

房性心动过速伴房室阻滞

房性心动过速的频率一般在150~220次/分，当全部的心房激动均下传心室时，心室率同心房率一样。

但受房室结传导能力所限，心房激动经房室结下传时常伴有生理性房室阻滞，当阻滞的程度变化时（下传比例不恒定），将出现心律不规整的窄QRS波心动过速。

心房扑动伴变化的房室阻滞

　　心房扑动的频率一般在 220~350 次/分，这个频率区间的心房激动不可能全部下传心室，常伴有固定比例的房室阻滞(如 2:1、4:1 或 8:1 下传)，这时心室率是规整的。但当房室阻滞的程度变化时，R-R 间期将随着传导比例的变化而变得不规整。

多源性房性心动过速

　　异位房性心动过速一般是由一个异位兴奋灶快速发放冲动所致。但当存在多个异位兴奋灶时，就构成了多源性房性心动过速或紊乱性房性心律。

　　多源性房性心动过速的频率一般在 100~150 次/分，其心电图特点为逐跳改变的 P 波形态，代表着异位兴奋灶的逐跳改变(**图18.1**)。

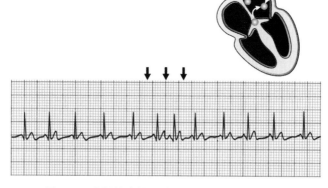

图 18.1　多源性房性心动过速:逐跳改变的 P 波。

多源性房性心动过速发作时,心电图上见不到占主导地位的窦性 P 波。由于不同的房性激动起源不同,其 P 波形态多变,可直立亦可倒置;此外,因不同起源的心房激动提早程度不同,多源性房性心动过速的 P-R 间期多变,甚至有些过早的房性激动阻滞在房室结不能下传。也正因为此,多源性房性心动过速的心室心律不规整。

多源性房性心动过速需要与窦性心律下的频发房性早搏相鉴别。对于后者,心电图上可见占主导地位的窦性 P 波,并且房性早搏引起的 QRS 波群之后,可见代偿间歇。

由于心室心律不规整,多源性房性心动过速还应与心房颤动相鉴别。前者可见形态不同的 P 波,而后者的 P 波缺失或被颤动波(F 波)所替代。

游走性心律亦可出现逐跳改变的 P 波形态,但游走性心律的节律不紊乱、频率在 60~100 次/分之间,是其与多源性房性心动过速的不同之处。

心房颤动

心房颤动是一种快速的、心律不规整的心动过速。心房颤动时心房的频率在 400~500 次/分,但其中仅有 100~160 次心房激动可下传心室,其他都因为落在房室结的不应期内不能下传。随机下传的心房激动导致心室率绝对不规整。

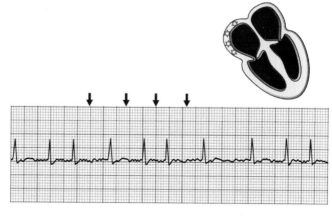

图 18.2　心房颤动:细小 F 波;不规则心律。

　　心房颤动的标志性心电图表现是 P 波消失,代之以大量、细小、不规则的颤动波,即 F 波。F 波有时很难辨认,心电图上仅表现为基线不光滑(**图 18.2**)。

　　对于长程持续性心房颤动来说,F 波变得更为细小,且心电图上的基线近似平滑,难以辨认。但波动在100~160 次/分之间,心室率不规整,提示其仍为心房颤动。

　　心房颤动与多源性房性心动过速的不同之处在于,后者有清晰可见的 P 波,而前者 P 波消失,代之以细小、不规则的 F 波。

　　心房颤动与心房扑动的不同之处如下:

❖ 无可辨认的 P 波;

❖ 心室率不规整。

表 18.1 心房颤动与心房扑动的鉴别点		
	心房扑动	心房颤动
心房率	220~350 次/分	>350 次/分
心室率	心律规整,与心房率成比例	不规整,同心房率无关
心房激动心电图表现	F 波	F 波
基线	锯齿样	不光滑
R-R 间期	R-R 间期规整	R-R 间期不规

但有时精确地鉴别上述两种心动过速是困难的,比如称之为"粗颤或不纯性心房扑动"的心律失常。心房颤动与心房扑动的主要鉴别点见**表18.1**。

心律不规整的窄 QRS 波心动过速临床特点

房性心动过速伴变化的房室阻滞

当心房激动经房室结下传,阻滞程度不恒定时,房性心动过速和心房扑动将出现心律不规整的窄 QRS 波心动过速。

仅异位起源的自律性房性心动过速和非折返性房性心动过速才可伴有房室阻滞。而洋地黄中毒是阵发性房性心动过速伴房室阻滞最常见的病因之一。

多源性房性心动过速

多源性房性心动过速最常见的病因(80%~90%)是慢性阻塞性肺病,多见于合并肺源性心脏病和呼吸衰竭的老年患者。常见诱发因素如下：

❖ 呼吸道感染；

❖ 茶碱类药物或洋地黄中毒；

❖ 合并冠状动脉疾病；

❖ 缺氧和高碳酸血症；

❖ 电解质紊乱；

❖ 酒精中毒。

多源性房性心动过速不仅心电图与心房颤动类似，而且往往预示着心房颤动即将发生，是一种预后极其不良的心律失常，病死率较高。

多源性房性心动过速的主要治疗原则包括去除诱发因素和改善肺功能两方面。具体的治疗措施包括：应用抗感染药物控制感染、纠正电解质失衡、停用茶碱类药物或洋地黄以及吸氧等。

维拉帕米、β-受体阻滞剂、洋地黄不仅对治疗多源性房性心动过速无效，并且会恶化患者心肺功能，因此应避免应用。

心房颤动

心房颤动几乎可见于全部器质性心脏疾病。其常见病因如下：

❖ 持续性心房颤动(>7 天)

　　–先天性心脏病；

　　–风湿性心脏病；

　　–冠状动脉疾病；

　　–高血压心脏病;

　　–特发性心肌病;

　　–心脏外伤或外科手术;

　　–限制性心包炎。

❖ **阵发性心房颤动(<7 天)**

　　–急性酒精中毒;

　　–反复性肺栓塞;

　　–甲状腺功能亢进;

　　–预激综合征;

　　–病态窦房结综合征;

　　–孤立性心房颤动。

心房颤动时,心室率一般波动在 100~150 次/分。更快的心室率见于儿童患者,或甲状腺功能亢进患者以及预激综合征患者;较慢的心室率见于应用普萘洛尔/阿替洛尔、维拉帕米/地尔硫䓬等阻断房室结类药物治疗的患者,此外也可见于存在房室结病变的老年患者。

应用洋地黄治疗的心房颤动患者出现规整的心室率时,提示发生了交界性心动过速,而这种情况往往意味着洋地黄中毒。

心房颤动症状主要取决于:

❖ 心室率;

❖ 基础心脏病的严重程度;

❖ 治疗的有效性。

心房颤动的伴随症状:

❖ 心悸(过快的心室率);

❖ 心绞痛(增加心肌氧耗和缩短冠状动脉充盈时间所致);

❖ 乏力(心房辅助泵功能丧失致心排出量减少所致);

❖ 呼吸困难(无效的心房收缩致肺循环充血所致);

❖ 区域性缺血(左心房栓子脱落致体循环栓塞所致)。

心房颤动在下列情况可能危及生命:

❖ 左心室收缩功能不全伴肺水肿时;

❖ 心房辅助泵功能是心室充盈的关键时;

❖ 预激综合征,心房颤动时心房激动可经旁路快速下传致室性心动过速或心室颤动;

❖ 不恰当的治疗,如预激综合征患者应用洋地黄,病态窦房结综合征患者应用地尔硫䓬、普萘洛尔。

心房颤动发作时的体征有:

❖ 心律绝对不齐,脉搏短绌;

❖ 收缩压下降,脉压多变;

❖ 颈静脉压力升高;

❖ 第一心音强弱不等。

心房颤动的治疗措施有很多,使用正确的治疗方案可使大多数患者的临床状况得到改善。

❖ **抗心律失常药物**

如果心房颤动患者的血流动力学稳定,可选用延长房室结不应期的药物控制过快的心室率。比如通过静脉注射地尔硫䓬、艾司洛尔或胺碘酮,控制心室率。

地尔硫䓬:15~20mg,≥2min 静脉注射;给药 15min 后可重复使用。

艾司洛尔:500μg/kg,>1~2min 静脉注射;给药 10~15min 后可重复使用。

胺碘酮:150mg,≥10min 静脉注射;给药 10分钟后可重复使用。

口服地尔硫䓬、胺碘酮或美托洛尔可作为心房颤动长期控制心室率的治疗方案,但对于存在心功能不全的患者,洋地黄可作为更好的选择。

对于预激综合征患者,应避免应用阻断房室结类药物,因其将造成更多的心房激动经旁路下传,易恶化为心室颤动。

胺碘酮可有效地预防阵发性心房颤动的发作,并且,因其可抑制旁路的前向传导能力,对于预激综合征的患者,胺碘酮同样是有效和安全的。

如果心室率控制不能有效地改善患者的症状,可采取药物转复的方法将心房颤动转为窦性心律。药物转复可选取的药物有:决奈达隆、氟卡尼、普罗帕酮、索他洛尔或伊布利特。药物转复的不足之处在于:转复率不是太高,存在较高的复发率,上述药物均伴有致心律失常的副作用。

❖ **抗凝治疗**

心房颤动持续时间过长时,使左心房的血

液处于高凝状态，容易形成左心房或左心耳血栓。当血栓脱落进入体循环后，可栓塞任何有动脉分布的器官，造成局部脏器的缺血。比如视网膜动脉栓塞造成的失明，或脑血管栓塞造成的偏瘫，以及肢体动脉栓塞造成的局部缺血。

鉴于长期、慢性心房颤动患者存在血栓栓塞风险，应使用华法林对其进行抗凝治疗。尤其是合并风湿性心脏病或置入人工瓣膜的患者，以及既往有栓塞病史(缺血性卒中、短暂性脑缺血发作)的患者。

另外，在应用电转复治疗之前 2 周、之后若干周也应进行抗凝治疗，以减低血栓栓塞的风险。

❖ **电除颤治疗**

如果心房颤动患者血流动力学不稳定、临床情况恶化，应予以 100~200J 能量的电除颤治疗，尝试转复为窦性心律。

在进行电除颤治疗之前，应注意以下两点：首先，确保患者此前 48 小时内未使用洋地黄类药物，因洋地黄类药物不仅可升高除颤阈值并且易导致致命性心律失常；其次，应在电转复前即开始抗凝治疗，并继续至转复为窦性心律之后 4 周。另外，当左心房有明确的血栓时，禁止使用电转复治疗。

当心房颤动病史持续 1 年以上以及左心房内径超过 4.5cm 时，很难通过电转复治疗而转复为窦性心律。

❖ 射频消融治疗

当上述所有传统治疗方案疗效均欠佳时，可尝试进行心房颤动的射频消融治疗。

射频消融治疗的最佳适用人群，是一些症状明显的患者以及抗心律失常药物无效或不能耐受的患者。

此外，上述患者还应符合以下条件：年龄小于 70 岁；左心房内径小于 5cm；无肥胖或心力衰竭。

射频消融治疗不仅可以改善患者的症状，并且能够使患者远离抗心律失常药物的毒副作用以及摆脱抗凝治疗所必需的反复监测。

19 心律规整的宽 QRS 波心动过速

宽 QRS 波心动过速

心律规整、频率>100 次/分的宽 QRS 波群心动过速,提示为室上性起源的心动过速。其发生机制有以下 3 种可能:

❖ 室性起源的心律失常:起源于心室肌的活动通过心室肌或者非特殊传导系统传导。

❖ 室上性起源的心律失常:起源于室上性的激动经希氏束下传后出现一侧束支阻滞。

❖ 起源于室上性的激动经旁路前传,呈预激表现。

下面我们分别就具有上述特点的心动过速逐一进行阐述。

室性心动过速

室性心动过速的形成机制包括以下两个方面:

❖ 心室潜在起搏点的自律性升高所致;

❖ 围绕固定的解剖学折返环路反复运动所致。

依据发作的时间,室性心动过速可分为持续性室性心动过速(持续时间>30s)和非持续性室性心动过速(持

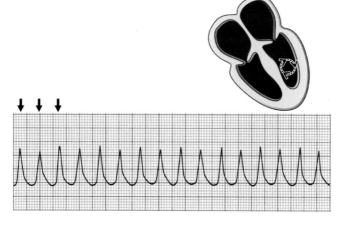

图 19.1 单形性室性心动过速：QRS 波形态相同。

续时间<30s）。而按照 QRS 波的形态，又可分为单形性
室性心动过速（QRS 波相同）和多形性室性心动过速
（QRS 波多变）。

　　室性心动过速的频率一般在 150~200 次/分，与心
律规整的房性心动过速相比，其心律相对不整。

　　室性心动过速时，体表心电图的 QRS 波宽大畸形（非
束支传导阻滞图形），时限常常超过 0.14s（图19.1）。

　　室性心动过速时，心房仍然可能是由窦房结所激
动，但是 P 波常常不可见，因为 P 波常常埋藏在宽大的
QRS 波之中。

　　室性心动过速时，其心电图特点包括：胸前导联
QRS 波形态类似（同向性）；V_6 导联的 R/S<1；电轴左偏
或位于西北象限（无人区电轴）。

室性心动过速的心电图表现,有时与房性心动过速伴室内差异性传导非常相似。支持室性心动过速诊断的特点如下:

❖ 心律轻度不规整;

❖ P-QRS 无关;

❖ QRS 波>0.14s,且形状怪异(不符合束支阻滞);

❖ 血流动力学不稳定;

❖ 存在严重的器质性心脏病;

❖ 颈动脉窦按压无反应。

多形性室性心动过速的特点是 QRS 波的振幅和极向呈时相性改变(图19.2)。多形性室性心动过速常常伴有 Q-T 间期延长,Q-T 间期正常者很少见。

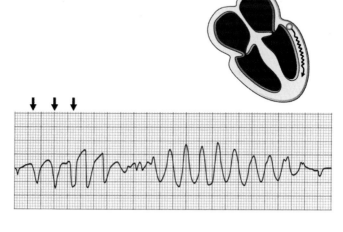

图 19.2　多形性室性心动过速:QRS 波形态的变化。

多形性室性心动过速发作时，其 QRS 波的极向可连着几跳向上，而后向下，并且该现象重复循环。

当 QRS 波的尖端围绕基线上下扭转时，诊断为尖端扭转型室性心动过速。

尖端扭转型室性心动过速常常伴有 Q-T 间期延长。延长的 Q-T 间期有利于室性早搏和前一次激动的 T 波重合即 R-on-T 现象，从而导致室性心动过速的发生。

室上性心动过速伴室内差异性传导

一般而言，由于室上性心动过速是经特殊传导系统下传心室，心室的激动近乎同步，心电图表现为窄 QRS 波心动过速。

但有时，室上性激动下传时落入某一束支的不应期内，激动仅能通过另一束支下传心室，从而出现室内差异性传导，心电图上表现为束支阻滞。

室性心动过速与室上性心动过速(SVT)伴室内差异性传导的区别见**表19.1**。

本质上讲，两者最大的不同之处在于：室性心动过速时房室分离。

另外，由于心室充盈时间的变化，室性心动过速时第一心音(S_1)可强弱不等；心房的收缩活动可能遇上关闭的三尖瓣(房室分离)，因此颈静脉可见大 a 波。

再者，室上性夺获或融合波亦是室性心动过速的心电图特点。室性心动过速发作时，少数心室激动完全由

表 19.1　室性心动过速与 SVT 伴室内差异性传导的区别

	室性心动过速	SVT 伴差异传导
心律规整	轻度规整	非常规整
P-QRS 关系	房室分离	有传导关系
心音	S_1 强弱不等	S_1 固定
大 a 波	可有	无
室上性夺获/融合波	可有	无
QRS 波宽度	>0.14s	0.12~0.14s
QRS 波形态	宽大畸形	三相波
胸前导联	V_1 到 V_6 呈 rS	rS 到 Rs
V_6 导联 QRS 波形态	rS;R<S	Rs;R>S
QRS 电轴	无人区电轴	正常
血流动力学	不稳定	稳定
器质性心脏病	常有	常无
颈动脉窦按压反应	无反应	心律减慢或终止

室上性激动经特殊传导系统下传所致，表现为窄 QRS 波群;而融合波是指心室激动部分由室上性激动下传所致,QRS 波形态介于正常的窄 QRS 波与室性心动过速的宽 QRS 波之间。

异常 QRS 伴室上性心动过速

即使在正常的窦性心律下,由于室内的传导异常亦可产生形态异常的 QRS 波。

常见的原因有:

❖ 束支阻滞;

❖ 预激综合征；

❖ 室内差异性传导。

当窦性心律心电图存在 QRS 波群异常时，一般情况下发生室上性心动过速时表现为宽 QRS 波心动过速。束支阻滞的 QRS 波为三相波，室内差异性传导表现为宽大畸形的 QRS 波。而预激综合征的特点为：在QRS波的起始处有可见的 Delta 波。

心律规整的宽 QRS 波心动过速临床特点

室性心动过速

连续≥3 个的异位心室激动称为室性心动过速；持续≥30s 或需要电复律的室性心动过速称为持续性室性心动过速；持续时间<30s 的可以自行终止的室性心动过速称为非持续性室性心动过速。

具有≥3 阵的不连续室性心动过速发作病史的称为反复发作性室性心动过速；而反复发作性室性心动过速病史超过一个月的称为慢性室性心动过速。

由于室性心动过速是由连续 3 个以上的室性早搏构成，因此两者的发病原因类似。

非持续性室性心动过速的病因如下：

❖ 药源性所致

　–茶碱类；

　–拟交感神经性药物。

❖ 急性心肌损伤

　–缺血；

　　–再灌注。

❖ 代谢紊乱

　　–低氧血症；

　　–酸中毒；

　　–低钾血症。

❖ 心肌损伤

　　–手术；

　　–外伤；

　　–介入诊疗。

❖ 药物中毒

　　–洋地黄；

　　–奎尼丁。

　　持续性室性心动过速(瘢痕性室性心动过速)多见于器质性心脏病患者,因为这类患者的心肌往往存在一个固定解剖基质,易导致折返性心动过速的发生。

　　持续性室性心动过速的病因有：

❖ 心肌瘢痕

　　–心肌梗死；

　　–室壁瘤。

❖ 心肌疾病

　　–心肌病；

　　–心肌炎；

　　–右心室发育不良。

❖ 充血性心力衰竭

　　–缺血；

　　–高血压。

❖ 瓣膜异常

　　–风湿性心脏病；

　　–二尖瓣脱垂。

室性心动过速的症状取决于以下几点：

❖ 心室率；

❖ 心动过速的持续时间；

❖ 是否存在基础心脏疾病；

❖ 如果存在基础心脏疾病,其心脏疾病的严重程度。

存在基础心脏疾病的持续性室性心动过速的症状及其原因：

❖ 心悸(心室率过快所致)；

❖ 胸痛(需氧量增加以及冠状动脉充盈时间缩短所致)；

❖ 呼吸困难(心房辅助泵功能丧失导致肺水肿所致)；

❖ 晕厥(心排出量下降所致)。

持续性室性心动过速的常见临床体征有：

❖ 脉搏增快且不规整；

❖ 收缩压下降；

❖ 颈静脉压增高；

❖ 可闻及收缩期杂音和 S_3 奔马律。

持续性室性心动过速的预后取决于基础心脏疾病的严重程度,尤其是冠状动脉疾病的严重程度及左心室功能不全的程度。急性心肌梗死后发生的室性心动过速预后极差。

急性心肌梗死幸存者的电学不稳定的标志有：

❖ 24h 动态心电图或者置入性记录仪记录到严重室性心律失常；

❖ 程序性刺激稳定诱发持续性室性心动过速；

❖ 信号平均心电图检测到晚电位；

❖ Q-T 离散度及 T 波的改变。

室性心动过速的治疗原则主要取决于下列因素：

❖ 持续性/非持续性室性心动过速；

❖ 单形性/多形性室性心动过速；

❖ 有无心脏疾病；

❖ 有无心功能不全。

室性心动过速的治疗策略分为：药物治疗、电转复治疗、外科治疗。

❖ **药物治疗**

无症状的、不伴有器质性心脏病的非持续性室性心动过速患者，仅需停用拟交感类药物，纠正代谢紊乱以及电解质失衡即可。

无器质性心脏病的症状性持续性室性心动过速，其最常见病因为应激、运动及肾上腺素药物引起的交感神经兴奋。其中广为人知的是儿茶酚胺敏感性室性心动过速，这类患者对 β-受体阻滞剂(美托洛尔)的反应较好。

Q-T 间期正常的多形性室性心动过速常见于心肌缺血、心肌梗死、心肌炎及致心律失常性右心室发育不良的患者，这类患者对 β-受体阻滞剂的反应不太好。

伴有器质性心脏病的持续性室性心动过速的治疗

策略取决于发作时血流动力学。所有这类患者均应收治在冠心病监护病房，并在心脏病专家的指导下进行治疗。

如果血流动力学稳定,可以给予抗心律失常药物治疗(药物复律)。首选药物是利多卡因和胺碘酮。上述药物的应用原则是:首先静脉予以一次负荷剂量(弹丸式推注),随后再通过静脉予以维持剂量。

治疗室性心动过速药物的负荷剂量静脉用药方案如下:

❖ 胺碘酮,150mg 静脉用药($\geq$10min,15mg/min);如果需要每 10min 可以重复静脉用药 150mg。

❖ 利多卡因,0.5~0.75mg/kg 静脉用药,每 5~10min 可以重复静脉用药 0.5~0.75mg/kg,最大剂量为 3mg/kg。

一旦恢复窦性心律,即可给予维持剂量:

❖ 转复后最初 6h 予以胺碘酮360mg(1mg/min),此后 18h 应用 540mg 静脉维持(0.5mg/min)。

❖ 利多卡因,2~4mg/min[30~60μg/(kg·min)]。

一旦度过危险期,口服胺碘酮可用来预防室性心动过速的复发。其他可选用的药物有:氟卡尼、伊布利特、普罗帕酮、索他洛尔。

尽管上述药物可依据个人经验进行选用,但最理想的方法是根据电生理检查的结果,选取最佳的药物治疗方案。比如在服用某种药物的情况下,程序刺激不能诱发室性心动过速,提示此药可用来长期预防室性心动过速的复发。

❖ 电复律

如果血流动力学不稳定,出现低血压、心肌缺血、充血性心力衰竭和脑缺血等临床征兆时,应立即选择电复律终止室性心动过速。

初始可选择 50~100J 的非同步电复律,在此基础上可增加能量重复操作直至窦性心律恢复。如果室性心动过速起始即出现循环衰竭,外周动脉触不到,首次电复律的能量应该为 200~360J。

一旦窦性心律恢复,应开始长期的口服药物治疗。

❖ 外科治疗

陈旧性心肌梗死形成的瘢痕组织,常常成为导致折返性室性心动过速发作的解剖学基质。外科手术治疗对这类心律失常是有效的,甚至可以根治。

常用的外科手术有心内膜切除术和环心室切除术。

伴有 Q-T 间期延长的多形性室性心动过速与上述单形性室性心动过速的治疗方法不同。

- ❖ 急性期治疗:可以静脉应用硫酸镁或者异丙肾上腺素。如果患者对 β-受体阻滞剂反应好,应该积极给予长期的抗肾上腺治疗或者颈交感神经节切除术。

- ❖ 如果上述治疗方案疗效不佳时,可尝试应用快速心室起搏。另外可选择电转复治疗,尤其是存在缺血、心力衰竭、低血压的患者。

- ❖ 对于反复晕厥、存在心源性猝死(SCD)家族史,或心源性猝死幸存者以及应用 β-受体阻滞剂无效的患者,可选择置入心律复律除颤器(ICD)。

20 # 心律规整的
宽QRS波心律

正常的宽 QRS 波心律

心律规整、频率 60~100 次/分的宽 QRS 波群心律，提示为窦性心律伴室内传导异常。该心律下 P 波与 QRS 波关系正常，呈 1:1 传导。

常见的窦性心律伴宽 QRS 波心律包括：窦性心律伴束支阻滞、窦性心律伴室内传导异常以及预激综合征。此外，心律规整、频率 60~100 次/分的宽 QRS 波群心律，亦可为心室起源的加速性室性自主心律。

下面我们分别针对上述两种心律的不同点进行阐述。

加速性室性自主心律

加速性室性自主心律(AIVR)是指心室潜在起搏点自律性异常增高所形成的室性心律失常。正常情况下，该潜在起搏点被自律性更高的窦房结所抑制。

但是，当心室潜在起搏点的自律性异常增高时，即产生室性自主心律。由于该心律的频率大于心室的固有频率，因此将其称之为加速性室性自主心律。

AIVR 的频率(60~100 次/分)高于心室潜在起搏点的固有频率(20~40 次/分)。由于其起源于心室,心电图上表现为宽大畸形的 QRS 波(图20.1)。

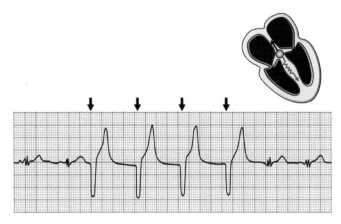

图 20.1　加速性室性自主心律:较室性心动过速慢的频率,宽大畸形的 QRS 波。

由于心室激动来自心室的潜在起搏点,而心房仍然被窦房结发放的激动所控制,因此 AIVR 的心电图表现为房室分离,即 P 波与 QRS 波无关。

AIVR 与室性心动过速均起源于心室,两者的不同点在于频率的不同。前者的频率在 60~100 次/分,而后者的频率一般在 150~200 次/分。

心律规整的宽 QRS 波心律临床特点

窦性心律伴宽 QRS 波

窦性心律伴室内传导异常时,心电图表现为宽 QRS 波心律。具体 QRS 波的形态取决于室内传导异常的原因。最重要的是,该心律下房室保持 1:1 的传导关系。

窦性心律下伴宽 QRS 波心律的 QRS 波宽度,取决于导致其变宽的原因。QRS 波变宽的原因有:

❖ 完全性束支阻滞;

❖ 室内差异性传导;

❖ 预激综合征。

加速性室性自主心律

AIVR 最常见于急性心肌梗死患者,其可以是自发的,亦可以是溶栓后出现的再灌注心律失常。

AIVR 的少见原因:

❖ 洋地黄中毒;

❖ 风湿性心肌炎;

❖ 心脏外科手术。

上述 AIVR 的发病原因,同交界性心动过速或加速性交界性心律类似。其共同特点均为局部的潜在起搏点自律性增高所致。

AIVR 最常见于冠心病重症监护室的监护仪屏幕,因此 AIVR 应当同与其类似但常伴有血流动力学不稳定、预后更差、需要更积极治疗的室性心动过速进行鉴别。两者的鉴别点主要在于心室率的不同。

AIVR 还需要与新发的束支阻滞相鉴别，因为后者在冠心病重症监护室也并不少见。两者的鉴别点在于：AIVR 时宽大畸形的 QRS 波与 P 波无关，而束支阻滞时的三相 QRS 波保持着正常的 P-QRS 波关系。

AIVR 的心室率范围同窦性心律下一致（60~100 次/分），因此临床上常无明显症状。AIVR 时由于房室分离，使得心房的辅助泵功能丧失，心排出量将出现轻度下降。AIVR 极少出现严重的血流动力学异常。

AIVR 常常是一过性的，并且不预示着恶性室性心律失常的到来。因此，AIVR 被视为预后良好的良性心律失常。

由于是一过性的、无明显症状，且仅轻度影响血流动力学，因此 AIVR 一般仅需监测，不需要过于激进的治疗。需要治疗的仅是存在明显左心室功能不全的患者。

阿托品可通过提升窦性心率，超速抑制心室的潜在起搏点。抗心律失常药物、直流电转复治疗以及程序起搏均不是 AIVR 治疗所必需的。

21 心律不规整、QRS波形态异常的心动过速

不规整的宽QRS波心律

心律不规整、频率>100次/分,伴有QRS波群形态异常的心动过速(室内传导异常),提示为室性起源的心动过速。下面我们分别就具有上述特点的心动过速逐一进行阐述。

心室扑动

心室扑动是一种快速性室性心律失常,其发病机制同室性心动过速类似,是由心室异位兴奋灶自律性增加或激动沿折返环环形运动引起的。

心室扑动的频率在250~350次/分,心律不规整。其心电图特点为:QRS波宽大畸形;看不到明确的P波、T波(图21.1)。

事实上,宽大畸形的QRS波是由QRS波群与T波融合而成,表现为类似正弦波样图形,而此点正是心室扑动与室性心动过速的不同之处。室性心动过速时QRS波与T波是独立分开的。

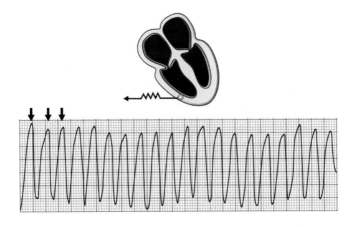

图 21.1 心室扑动：大的波形；QRS 波、T 波无法鉴别。

心室扑动同心室颤动的心电图相比，前者的波形振幅更高，形态相对稳定，心律略不规整，而后者的波形振幅较低，形态多变，心律紊乱。

心室颤动

心室颤动是一系列不协调、紊乱的心室除极形成的，频率≥350 次/分的心律不规整的快速性心律失常。

正常经传导系统下传的心室激动，可产生有效的心室收缩。心室颤动与其不同，由于心室颤动是由大量的不应期、兴奋性不同步的心肌组织除极形成的，因此心室颤动心律紊乱且不能产生有效心室收缩。

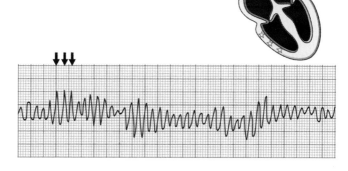

图 21.2　心室颤动：不规则、畸形、紊乱的波形。

心室颤动的心电图表现为快速的、心律不规整的细小波折，且这些波折的形态、高度、宽度多变；此外，心室颤动时的心电图见不到规律的 P 波、QRS 波、T 波以及等电位线（图21.2）。

心室颤动与心室扑动心电图表现不同，后者的 QRS 波宽大畸形，振幅相对更高，形态相对稳定，心律略不规整。

心室颤动需要与心脏停搏的心电图进行鉴别，后者心电图上记录不到任何的心电信号。而对于心室颤动来说，无论颤动波的振幅如何小，心电图上总能记录到明确的波折。

心律不规整、QRS 波形态异常的心动过速临床特点

心室扑动

由于心室扑动与室性心动过速的发生机制类似,因此两者的心电图表现亦有许多相似之处,有时甚至是无法鉴别的。

但是,当室性心动过速恶化为心室扑动时,伴有明显的心输出量降低和血压下降。

大多数时候,心室扑动是一种短暂的心律失常,因为其将很快恶化为心室颤动。因此心室扑动的心电图常来自重症监护室的心电监护仪。

对于心室扑动的治疗,由于其很快蜕变为心室颤动,因此掌握心室颤动的治疗是必需的。

心室颤动

心室颤动是最危险的心律失常,常常导致灾难性后果。如果不及时治疗,其预后极差,将不可避免进展为死亡。因此,心室颤动是最常见的心源性猝死病因。

心室颤动分为特发性和继发性。前者发作前无低血压、心力衰竭等表现;后者存在进展性器质性心脏病,发作前伴有低血压、心力衰竭等表现。

细胞和分子水平的异常同样可称为心室颤动的诱发因素。比如:低氧血症、酸中毒、严重的低血糖或高血糖、儿茶酚胺的大量释放以及游离脂肪酸或乳酸的大量堆积。

心室颤动的常见病因有:

❖ 急性或陈旧性心肌梗死；

❖ 严重的心肌病（特发或缺血性）；

❖ 药物中毒（洋地黄或奎尼丁）；

❖ 代谢异常（缺氧或酸中毒）；

❖ 意外事件（电击或低体温）。

可能恶化为心室颤动的严重心律失常：

❖ 心室率≥180 次/分的室性心动过速；

❖ 伴有心肌缺血的室性心动过速；

❖ 伴有 Q-T 间期延长的 TdP；

❖ 表现为"R-on-T"现象的室性早搏；

❖ 预激合并心房颤动。

由于心室扑动将很快蜕变为心室颤动，因此两者的鉴别一般是没有意义的。

由于心室颤动和心脏停搏时心室均无机械收缩，患者外周动脉搏动触不到，心音听不到，以及患者意识丧失。因此从症状和体征方面，很难对两者进行鉴别。

但是，由于上述两者的治疗方案截然不同：心室颤动需要进行电除颤治疗，而心脏停搏需要进行起搏治疗，因此对于两者进行鉴别诊断是必需的。

如果不及时治疗，心室颤动的预后极差，患者将不可避免地以死亡告终。因此迅速识别，尽早除颤（≤1 分钟）是挽救患者生命的关键。因此，发生在重症监护室和手术室中的心室颤动，其预后优于社区发生的心室颤动。

由于心室颤动是急性心肌梗死的主要死亡原因，因此应培训医疗辅助人员和一般民众掌握心肺复苏技术，以挽救更多的急性心肌梗死患者的生命。

近些年，随着冠心病重症监护室（包括移动监护室）的广泛普及，心肌梗死的死亡率较以前明显下降，其关键主要是这些部门配备有恶性心律失常的快速识别装置和电转复治疗设备。

心室颤动一旦确诊，首要的治疗原则是尽快回复窦性心律。如果现场无除颤设备可用，应采取心前区捶击复律的方法，尝试回复窦性心律。

如果捶击复律失败，应立即开始心肺复苏治疗。心肺复苏的原则是：心脏按压的频率为 100 次/分；每 30 次按压进行 2 次人工通气；应在 2min 内完成上述 5 个循环。在完成心肺复苏的同时，应尽早将患者转运至配备有除颤装置的医院重症监护室。

心室颤动距除颤治疗的时间越长，转复的成功率就越低。另外，循环衰竭 4min，即可造成不可逆的脑损伤。

200~360J 的直流电复律是心室颤动电转复治疗的标准能量。心室颤动持续的时间越长，其需要的转复能量也就越高。

如果首次除颤治疗失败，应静脉给予碳酸氢盐 1mEq/kg 纠正酸中毒后，再次行电除颤治疗，以此提高转复的成功率。

如果再次除颤治疗失败，可静脉给予胺碘酮 30mg 或利多卡因 1.0~1.5mg/kg（30~60s），再次尝试转复治疗。

反复发作的心室颤动，可应用预防室性心动过速的抗心律失常药物来治疗，其药物包括氟卡尼、苯妥英钠、普罗帕酮、索他洛尔。

目前，置入式除颤器可对心室颤动的患者进行动态管理和治疗。该装置通过感知心室激动，自动对心室颤动进行诊断；诊断成功后，通过心腔内电极释放能量，进行转复治疗。因此，该装置被称为置入式自动心脏转复除颤器。

22 心律规整的窄 QRS 波心动过缓

规整的缓慢心律

心率小于 60 次/分心律规整的心律,存在以下两种可能:

❖ 控制心脏节律的起搏点发放冲动较慢;

❖ 冲动传导阻滞,表现为较慢的心室率。

如果冲动发放频率较慢,则冲动起源点为:

❖ 窦房(S-A)结;

❖ 交界性起搏点。

如果冲动发生阻滞,则阻滞部位为:

❖ 窦房阻滞;

❖ 房室(A-V)阻滞;

❖ 房性异位搏动下传阻滞。

此种心律下的窄 QRS 波群,提示了冲动由室上性起搏点发放,以及心室间传导正常。

下面我们将分别讨论具有上述特征的各种心律失常。

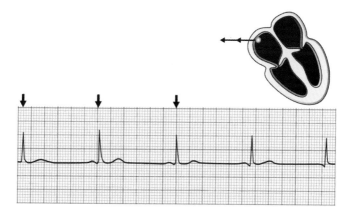

图 22.1 窦性心动过缓:心率低于 60 次/分(R-R>25mm)。

窦性心动过缓

由窦房结发放冲动的频率若低于 60 次/分,即为窦性心动过缓(图22.1)。

换而言之,R-R 间期超过 25mm (心率=1500/>25=60)。心脏节律规整,P 波、QRS 波群的形态,以及 P-QRS 之间的关系都表现为正常的窦性心律。

在低体温情况下,由于肌肉的颤抖导致等电位线的摇摆(图22.2)。QRS 波群结尾或 S-T 段起始的小隆起,被称为 J 波或 Osborne 波。另一个可导致 J 波或 Osborne 波的原因是早复极变异。

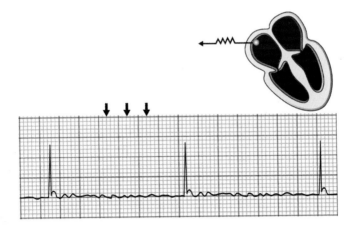

图 22.2 低体温：窦性心动过缓，等电位线摇摆，Osborne 波。

交界性逸搏心律

交界性心律起源于房室交界区的潜在起搏点。正常情况下,心脏节律由窦房结控制,交界性起搏点处于受抑制状态。而当窦房结失灵(如窦性停搏)时,交界性起搏点即接管心脏节律。

交界性心律是指交界性起搏点脱离了窦房结超速抑制后表现出的一种逸搏心律。

交界性心律通常见于心率在 40~60 次/分时，这也是交界性起搏点的固有频率(图22.3)。

交界性心律的显著特征，表现在 P 波与 QRS 波群的相互关系上。由于心房是被逆向激动的,所以 P 波为倒置。P 波可能领先于 QRS 波群出现，也可能落后于

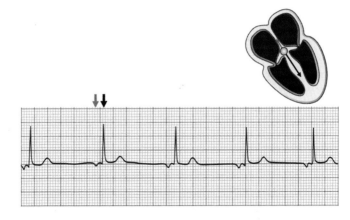

图 22.3　交界性心律:倒置 P 波,领先于 QRS 波群。

QRS 波群,或者隐藏在 QRS 波群之中,因为心房和心室激动的时间非常相近。

　　交界性心律的这些特性,便于我们鉴别交界性心律和窦性心动过缓,后者 P 波正向,且与 QRS 波群之间存在固定的 P-R 间期。

窦性心律伴 2:1 窦房阻滞

　　在二度窦房阻滞(2°S-A 阻滞)中,存在间歇性的搏动脱落,导致停搏。在脱落的搏动中,P-QRS-T 波群全部丢失,心房或心室激动均不存在。

　　如果每隔一个搏动即出现脱落和丢失(2:1 窦房阻滞),则可表现为缓慢而规整的心律,类似于窦性心动过缓。唯一的区别点在于, 如果对 2:1 窦房阻滞给予阿托品,则可突然出现心率倍增,而窦性心动过缓则表现为心率逐渐增快。

窦性心律伴 2:1 房室阻滞

在二度房室阻滞(2°A-V 阻滞)中,存在心室波的间歇性脱落,导致停搏。在脱落的搏动中,心房激动后并无心室激动,表现为 P 波后无 QRS 波群跟随。

如果每隔一个 QRS 波脱落一次,则亦可表现为缓慢、规整的心律,类似于窦性心动过缓和 2:1 窦房阻滞。

2:1 房室阻滞与 2:1 窦房阻滞的鉴别点在于:2:1 房室阻滞 P 波正常出现,仅 QRS 波群每隔一次脱落一次。

伴有房室阻滞的房性早搏二联律

房性早搏(APC)表现为期前收缩的 P 波之后跟随 QRS 波群,并且下一次窦性搏动前出现代偿间歇。

过早的房性早搏下传时,如遇上房室结的不应期,将产生房性早搏不能下传心室。心电图通常表现为房性早搏的 P'波与T 波重叠,后面无 QRS 波群跟随,随后出现一个不完全性代偿间歇。

如果房性早搏未下传与正常窦性心律交替出现,则亦可表现为缓慢、规整的心律,类似于窦性心动过缓和 2:1 窦房阻滞。

伴有房室阻滞的房性早搏二联律的显著特征是:期前收缩形态异常的 P 波使得前一次搏动的 T 波发生变

形。2:1 房室阻滞也表现为未下传的 P 波,但并不是期前收缩,P 波形态为正常。

缓慢、规整的窄 QRS 心律的临床相关问题

窦性心动过缓

窦性心动过缓是由某些生理或者病理因素,通过神经或内分泌系统作用于窦房结的起搏点造成的。

引起窦性心动过缓的原因包括:

- ❖ 年龄增长和运动员;
- ❖ 深度睡眠和低体温;
- ❖ 颅内高压和青光眼;
- ❖ 垂体功能减退和甲状腺功能减退;
- ❖ 梗阻性黄疸和尿毒症;
- ❖ β-受体阻滞剂和胺碘酮;
- ❖ 病态窦房结综合征;
- ❖ 血管迷走性晕厥。

窦性心动过缓可见于健康年轻人和运动员,因为他们的副交感神经占支配地位。窦性心动过缓也可见于窦房结功能不全的老年人。

无药物影响的情况下,重体力活动时出现窦性心动过缓,提示窦房结功能不全,即"病态窦房结综合征"。

窦性心动过缓存在继发病因时,应该针对其潜在的基础疾病进行治疗。例如,激素替代治疗内分泌疾病,纠正颅内高压,治疗相应肝肾基础疾病,以及停用诱发窦性心动过缓的相关药物。

如果不存在上述情况的症状性窦性心动过缓,应按照病态窦房结综合征进行治疗。阿托品和拟交感药物可暂时提高心室率。

交界性心律

交界性逸搏心律,是指在严重的心动过缓或窦房阻滞时,窦房结无法产生足够的冲动,使得交界性起搏点来支配心脏节律的一种"救急"心律。

"逸搏"这个术语,表示交界性起搏点从窦房结的抑制作用下逃逸出来。窦性停搏后的交界性心动过缓,是一种对抗心脏长期无收缩的保护机制。

交界性心动过缓的原因包括:

❖ 运动员;

❖ 窦房结功能不全;

❖ 药物:洋地黄,胺碘酮,地尔硫䓬,β-受体阻滞剂。

窦性心律合并 2:1 阻滞

若在窦性心律时,每隔一个搏动即出现阻滞(2:1 阻滞)情况,则其表现类似于窦性心动过缓。阻滞部位可出现在窦房阻滞或房室阻滞。

病态窦房结综合征是导致 2:1 窦房阻滞的最常见原因,其次是药物(如普萘洛尔、地尔硫䓬)所致。

2:1 房室阻滞的常见原因包括:急性心肌炎,可导致 2:1 窦房阻滞的药物(见前述),下壁心肌梗死。

在对有症状的 2:1 阻滞进行处理时,阿托品、肾上腺素等可以暂时加快心率。

临时性心脏起搏治疗,是治疗由急性心肌炎、药物中毒、心肌梗死等所致的阻滞并度过危机的有效手段。

永久性心脏起搏,是治疗长期反复发作、症状严重的病态窦房结综合征的首选。

伴有房室阻滞的房性早搏二联律

伴有房室阻滞的房性早搏二联律与窦性心律交替出现,可表现为缓慢而规整的心律,其发生原因是在每个期前收缩后均存在代偿间歇。

这种心律需要与其他缓慢心律相鉴别,其处理措施亦完全不同。

伴有房室阻滞的房性早搏二联律,常见于伴有高度房室结病变的老年人和洋地黄中毒者。

23 心律不规整的 窄 QRS 波心动过缓

心律不规整的缓慢心律

心率小于 60 次/分,并且心律不规整,提示 3 种可能性:

❖ 起搏点发放冲动的频率减慢,并且不规律;

❖ 每次搏动的冲动起源点不一样;

❖ 正常起搏遇到了不同程度的传导阻滞。

上述心律的窄 QRS 波的特点,仍然提示其冲动由室上性起搏点发放,并且心室间传导正常。

下面我们将分别讨论具有上述特征的各种心律失常。

窦性心律不齐

窦性心律不齐是由于窦房结发放冲动的频率快慢不一所导致的一种不规整心律。

当窦性频率产生与呼吸相关的周期性改变,则可称为呼吸性窦性心律不齐。若呼吸周期对窦性频率不产生影响,则称为非呼吸性窦性心律不齐。

窦性心律不齐的特征表现是,P-P 间期和 R-R 间期产生长短的周期变化, 也反映着心率发生周期变化(图23.1)。

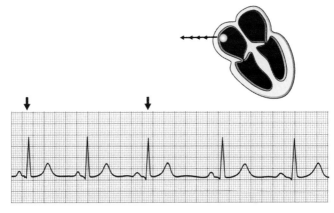

图 23.1　窦性心律不齐:心率随呼吸而改变。

在呼吸性窦性心律不齐中,大约 4 个心电周期为某一心率,而接下来 4 个心电周期则为另一心率。这个数字"4"假设了呼吸频率是心率的 1/4。吸气时心率加快,而呼气时心率减慢。

在非呼吸性窦性心律不齐中,心率的变异与呼吸时相无关。

室性心律不齐常伴有窦性心动过缓,因其激动起源于窦房结,其 P 波、QRS 波形态,P-R 间期常同窦性心律一致。

游走性心律

游走性心律,是指除了窦房结之外,还有其他起搏点发放冲动。于是,起搏点在每次冲动发放时,由一个部位向另一个部位游走。变化的起搏点既可能是窦房结,

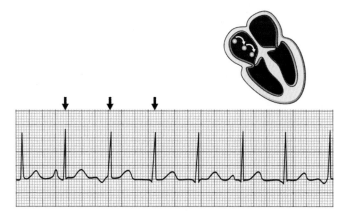

图 23.2 游走性心律:P 波形态不同,P-R 间期不固定。

也可能是心房肌或房室结。

　　游走性心律的表现特征是:每次搏动的 P 波形态不同(图23.2)。

　　正向 P 波提示起搏点位于窦房结或者心房上部,而倒置的 P 波则提示起搏点位于心房下部或房室结。

　　P-R 间期也在每次搏动周期间出现变异,因为每次房室传导时间不同。心房下部或交界区作为起搏点时,传导时间较短,P-R 间期也较短。

　　多源性房性心动过速的特征也是 P 波形态多变,但其心率通常在 100~150 次/分之间, 而游走性心律的心率通常在 60~100 次/分。

　　游走性心律与窦性心律不齐的鉴别要点是:其心率并不表现为特定时相性, 而是基于每次搏动之间的差异。除此以外,窦性心律不齐的 P 波形态和 P-R 间期是固定不变的,因为每次搏动都起源于窦房结。

窦性心律合并不同程度的窦房阻滞

在二度窦房阻滞(2°S-A 阻滞)中,可存在间歇性的搏动脱落,导致心脏停搏。在脱落的心动周期,P-QRS-T 波均丢失,心房及心室均不发生收缩活动。

传导比例决定了其阻滞类型,例如:若每两次搏动即出现一次脱落,则为 2:1 窦房阻滞;若每三次搏动出现一次脱落,则为 3:2 窦房阻滞。如果传导比例不固定,则产生心律不规整的缓慢心律。

窦性心律合并不同程度的房室阻滞

在二度房室阻滞(2°A-V 阻滞)中,可存在间歇性的心室搏动脱落,导致心室停搏。在脱落的心动周期,P 波后面并不跟随 QRS 波群,即心房激动后无心室激动。

P 波数量和 QRS 波群数量的比值,决定了其传导比例。例如,若每隔一个 P 波被阻滞,则为 2:1 房室阻滞;若每三次搏动中有一个 P 波被阻滞, 则为 3:2 房室阻滞。如果传导比例不固定,则产生心律不规整的缓慢心律。

不同程度房室阻滞区别于不同程度窦房阻滞的要点在于:房室阻滞中 P 波为正常,而在窦房阻滞中,P 波与 QRS 波群一起消失。

缓慢、不规整的窄 QRS 心律的临床相关问题

窦性心律不齐

呼吸性窦性心律不齐，来源于呼吸周期中迷走神经张力的变化，通过肺循环和体循环血管反馈机制发生作用。这通常是一种生理现象，经常见于儿童和年轻运动员。

非呼吸性窦性心律不齐，通常是由于老年患者窦房结功能不全导致，这种情况也可被称为病态窦房结综合征。

因为窦性心律不齐是不同迷走神经状态对窦房结的作用，所以可以通过刺激迷走神经如颈动脉窦按摩来使其加重，也可以通过松弛迷走神经如运动、使用阿托品来使其减轻。

窦性心律不齐如果缺乏明显的规律性变化趋势，则提示缺乏迷走神经对窦房结的影响，这是心脏自主神经病变的一个特征。

心率变异性缺失伴静息时心动过速，是交感神经占支配地位的表现，将增加糖尿病自主神经病变患者的死亡风险。

房间隔缺损所致的窦性心律不齐，也缺乏明显的规律变化趋势，这是由于左右心房之间的压力相等，不存在呼吸过程中的迷走神经变化影响。

在儿童和年轻人中出现的呼吸性窦性心律不齐，不需要进行任何处理。老年人中的非呼吸性窦性心律不

齐,则应视为病态窦房结综合征进行处理。

游走性心律

游走性心律,是一种良性的心脏电生理异常。通常可在年轻、无症状的健康个体中观察到。

在某些情况中,游走性心律可见于应用洋地黄药物治疗和急性风湿热的患者。

对于偶尔发现游走性心律的年轻、无症状个体,无需进行处理。

若存在洋地黄药物治疗或者急性风湿热所导致的游走性心律,可进行相应的针对性处理。若发生症状性心动过缓,可采用阿托品或拟交感药物治疗。

窦性心律合并各种阻滞

窦性心律若合并不同程度的窦房阻滞或房室阻滞,可产生不规整的心律。

病态窦房结综合征是一种导致不同程度窦房阻滞的常见原因。不同程度房室阻滞经常由风湿性心脏病或急性下壁心肌梗死所致。

缓慢心房颤动

心房颤动多数情况下产生快速而不规整的心室节律。在大量的心房颤动波中,只有很少一部分可以通过房室结下传激动心室,产生的心室率多在 100~150 次/分。

换句话说,心房颤动通常与不同程度的生理性房室阻滞相联系。如果生理性房室阻滞更进一步,则心室率会进一步减慢,可能会导致缓慢心房颤动。

如果房室结存在基础性疾病,或者在使用阻滞房室结药物如普萘洛尔、维拉帕米、地尔硫䓬等进行治疗时，缓慢心房颤动可能被观察到。

在有症状的窦房阻滞或房室阻滞中，阿托品和拟交感药物可以暂时加速心室率。

临时性心脏起搏可以用于心肌炎急性期、药物中毒或心肌梗死。永久性心脏起搏是治疗反复发作、症状性心动过缓（病态窦房结综合征）的最佳选择。

24 心律规整的 宽 QRS 波心动过缓

宽 QRS 波心动过缓

心率小于 60 次/分心律规整的心律,提示支配心脏节律的起搏点发放冲动较为缓慢。

如果此缓慢心律合并宽 QRS 波群, 可能存在两种情况:

❖ 搏动起源点位于心室, 即激动心室的起点位于心室肌,而非特殊传导系统;

❖ 搏动起源点为室上性, 但存在基础性病变导致宽 QRS 波群。

缓慢的室性心律失常发生于以下 3 种情况:

❖ 完全性房室阻滞合并室性自主心律;

❖ 完全性窦房阻滞合并心室逸搏心律;

❖ 来自外源性起搏器的室性心律。

我们将分别讨论上述 3 种心律的典型特征。

完全性房室阻滞

在完全性或三度房室阻滞(3°A-V 阻滞)中,房室传导被完全中断,窦性搏动无法激动心室。

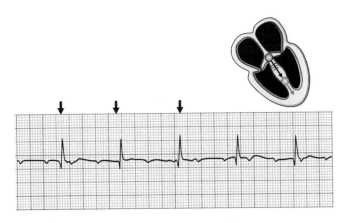

图 24.1 三度(完全)房室阻滞:宽 QRS 波群。

因此, 位于心室肌中的辅助起搏点来支配左右心室。心室起搏点的固有频率为 20~40 次/分,所以宽 QRS 波群可出现在此心率时(图24.1)。

此时, 心房继续由窦房结来完成激动,P 波的出现频率可为 70~80 次/分。因此,窦房结和心室起搏点失去同步, 各自产生自身的节律,P 波和 QRS 波群之间没有相关性。这种情况被称为房室分离。

心室保持其固有频率为 20~40 次/分, 称为室性自主心律。

一些情况下,房室阻滞时,心室自主心律起源于希氏束。这时表现为频率 40~60 次/分的心室激动。

此外,当心室自主心律的激动沿正常传导系统传导时,QRS 波相对较窄(图24.2)。

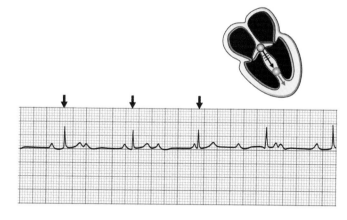

图 24.2 三度(完全)房室阻滞:窄 QRS 波群。

希氏束心律酷似交界性心律,其发生冲动的频率相近,且均产生窄 QRS 波群。

其鉴别点在于:完全性房室阻滞的希氏束心律中,其 QRS 波群与 P 波无关;而在交界性心律中,P 波可领先于 QRS 波群,落后于 QRS 波群,或隐藏在 QRS 波群之中。

完全性窦房阻滞

在完全性或三度窦房阻滞(3°S-A 阻滞)中,可存在窦性停搏,甚至整个心房呈静止状态,由此更无法完成心室激动。

此时,需要有一个辅助起搏点进行补救,控制心脏节律。总体而言,交界性起搏点通常在此时接管心脏节律,被称为交界性逸搏(**图24.3**)。

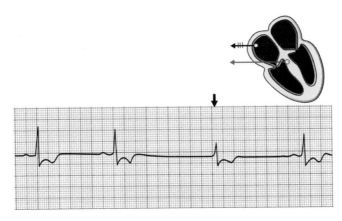

图 24.3　窦房阻滞伴随交界性逸搏。

　　尽管如此,如果房室结存在疾患,心室起搏点可控制心脏节律,产生室性心律。室性起搏点的固有频率为 20~40 次/分,并且会产生宽 QRS 波群。

　　由于心室起搏点逃离了窦房结在自律性上的抑制作用,因而,此种心律被称为室性逸搏心律。

　　完全性窦房阻滞合并室性逸搏心律,酷似完全性房室阻滞合并室性自主心律。因为其心率水平相近,均产生宽 QRS 波群。

　　两者鉴别要点在于:完全性房室阻滞中,正常 P 波仍可以 70~80 次/分的频率继续发生;而在完全性窦房阻滞中,观察不到 P 波,不存在心房激动的征象。

外源性起搏心律

在完全性窦房阻滞或房室阻滞时，若心率非常缓慢，则确定有效的治疗方式是植入心脏起搏器。人工起搏多数从右心室开始。我们可以通过调整起搏器参数，使其发放冲动固定在 60 次/分左右。

发放冲动的形式可以为连续性（固定模式起搏）或者间歇性（按需模式起搏），即只有当起搏器感知到自身冲动频率不足时，才会发放起搏脉冲。

不论哪种情况，起搏器所产生的搏动均为宽 QRS 波群，这是因为左右心室激动不同步所致，右心室激动领先于左心室。最终心率取决于起搏器程序设定的频率。

外源性起搏心律，与完全性房室阻滞合并室性自主心律表现相似。其鉴别要点在于：每次被"夺获"的心脏激动前，均有一个被称为起搏信号的脉冲样信号（图24.4）。

缓慢心律合并已存在的宽 QRS 波群

某些情况下，即使在窦性心律时，心室传导也可发生异常，导致 QRS 形态改变。

3 个常见的情况：

❖ 束支阻滞（完全性）；

❖ 预激综合征；

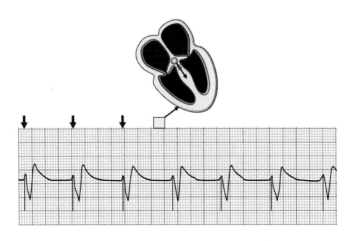

图 24.4 外源性起搏心律：每个 QRS 波群之前存在
脉冲信号。

❖ 室内差异性传导。

如果缓慢的室上性心律(如窦性心动过缓)合并已
存在的 QRS 异常,可以表现为宽 QRS 波群。

束支阻滞产生三相型 QRS 波形,而室内差异性传
导表现为宽大畸形的 QRS,预激综合征则在 QRS 波群
的升支具有特征性的 Delta 波。

缓慢、规整的宽 QRS 心律的临床相关问题

完全性房室阻滞

完全性或三度房室阻滞的原因有:

❖ 先天性心脏病,如房间隔缺损;

❖ 冠心病,如前间壁心肌梗死;

❖ 心脏外科手术,如房间隔修补术;

❖ 主动脉瓣疾病,如主动脉钙化狭窄;

❖ 纤维骨架结构退行性变,如 Lev 病。

在完全性房室阻滞中,希氏束或心室肌中的辅助起搏点负责激动心室。希氏束心律产生窄 QRS 波群,频率为 40~60 次/分;而室性心律产生宽 QRS 波群,频率为 20~40 次/分。

希氏束心律对于保持心室功能更加稳定、可靠,较少产生症状,并且可以考虑通过阿托品来加速心率。而另一方面,室性心律则对保持心室功能不稳定、不可靠,不能通过阿托品来加速心率,经常导致晕厥。

房室阻滞的重要临床特征包括:

❖ 房室阻滞的原因:可逆或是不可逆;

❖ 次级起搏点的位置:希氏束或是心室;

❖ 患者的自觉症状:存在或是不存在。

完全性房室阻滞的最常见症状为头晕或晕厥,这是由于心室一过性的收缩停顿,导致心排出量突然较少所致。这种晕厥被称为 Stokes-Adams 发作(阿–斯发作)。

其他可导致 Stokes-Adams 发作的原因包括:

❖ 完全性窦房阻滞;

❖ 严重的室性心律失常;

❖ 颈动脉窦敏感综合征;

❖ 锁骨下窃血综合征。

鉴别是由完全性房室阻滞还是由室性心律失常导致的 Stokes-Adams 发作,具有极其重要的意义。因它们的治疗策略完全不同,收缩停顿需要使用阿托品或者临时起搏,而室性心律失常则需要抗心律失常药物或者电转复。

与其他缓慢心律相区别,完全性房室阻滞具有以下临床征象:

❖ 颈静脉波与颈动脉搏动分离, 因为房室分离的原因;

❖ 第一心音的音调高低不一, 因为舒张充血期的时间长短不一。

心脏起搏是治疗完全性房室阻滞确实有效的方法。临时起搏可用于暂时性阻滞发生情况,例如在急性心肌梗死或术后并发症时,永久起搏则是慢性阻滞的有效方法,例如房室结的钙化退变。

在以下情况中,起搏治疗是必需的:

❖ 心率低于 40 次/分的宽 QRS 波心律;

❖ 反复 Stokes-Adams 发作;

❖ 急性心肌梗死。

完全性窦房阻滞

完全性或三度窦房阻滞的原因有:

❖ 药物治疗,如普萘洛尔、洋地黄、地尔硫䓬;

❖ 迷走神经刺激,如颈动脉窦按压;

❖ 窦房结功能不全,如病态窦房结综合征。

在完全性窦房阻滞中,传导至心室的激动由辅助起搏点发放,可来源于房室交界区或心室肌。交界性心律产生窄的 QRS 波群,心率为 40~60 次/分;而室性心律产生宽的 QRS 波群,心率为 20~40 次/分。

上述两种心律均为逸搏性心律,由于辅助起搏点逃离了窦房结对其自律性抑制。同样,室性逸搏心律仅发生在房室结存在障碍无法接管心脏节律时。

窦房阻滞也可能与房室阻滞共存,甚至可同时与左或右束支阻滞共存,尤其在心脏纤维支架结构的弥漫性钙化或退变累及了整个传导系统时。

完全性窦房阻滞中的逸搏性心律,是一种避免长时间无收缩的保护机制。

完全性窦房阻滞的最常见症状仍是头晕或晕厥,同样也是由于心室一过性的收缩停顿,导致心排出量突然减少所致。窦房阻滞也是导致 Stokes-Adams 发作的原因之一。

针对有症状的患者进行治疗,可使用阿托品和拟交感类药物加速心率。这些药物的剂量为:

阿托品 0.6mg,静脉注射;每 3~5min 重复使用一次,直到见效,或者达到 0.03~0.04mg/kg 的总剂量;

肾上腺素 1mg,静脉注射(10mL 溶液,浓度为 1:10 000)。

心脏起搏仍是完全性窦房阻滞的最确切有效的治疗方法。当窦房阻滞成为病态窦房结综合征表现的一部分,仍然推荐起搏治疗。

外源性起搏心律

人工起搏器是一种在自身心律缓慢或不稳定时,能够发放脉冲并传导至整个心脏的电子装置。一般来说,起搏器通过其置入右心室内膜表面的电极头端进行起搏。

外源性起搏可以用来治疗急性一过性疾病,也可以治疗慢性永久性疾病。

心脏起搏有两种模式,即固定模式起搏和按需模式起搏。

在固定模式起搏中,冲动是按照固定频率发放的,不论自身心律情况如何。在按需模式起搏中,冲动是按需求间歇性发放的,当自身心律缓慢时开始发生冲动。

当外源性起搏器支配整个心脏的节律时,左右心室是按先后顺序而非同步激动的。因为起搏电极位于右心室,右心室先于左心室激动。

因此,人工起搏器节律的特征是具有宽 QRS 波群,其心率是由起搏器按程序发生所决定的。

缓慢心律合并已存在的宽 QRS 波

当一个患者已经存在宽 QRS 情况,例如束支阻滞或传导障碍,在此基础上再合并缓慢心律,其心电图表现将会很接近室性自主心律。

如果该患者拥有一份此前在窦性心律下合并有宽 QRS 波群的心电图,则对于鉴别二者很有帮助。

除此以外,束支阻滞产生三相型 QRS 波群,或预激综合征的特征性 Delta 波,均有助于两者与室性自主心律的鉴别。

索 引

页码后面的 *f* 表示图，*t* 表示表。